안과 의사가 경고하는 눈 건강에 치명적인 습관 39가지

GANKAI GA KEIKOKU SURU SHIRYOKU WO USHINAWANAI TAMENI IMASUGU
YAMERUBEKI 39 NO KOTO
Copyright ⓒ 2023 by Rui Hiramatsu
All rights reserved.
Original Japanese edition published by SB Creative Corp.
Korean translation rights ⓒ 2024 by INFINITYBOOKS
Korean translation rights arranged with SB Creative Corp., Tokyo
through EntersKorea Co., Ltd. Seoul, Korea

이 책의 한국어판 저작권은 (주)엔터스코리아를 통해 저작권자와 독점 계약한
인피니티북스(주)(인라우드)에 있습니다.
저작권법에 의하여 한국 내에서 보호를 받는 저작물이므로 무단전재와 무단복제를 금합니다.

안과 의사가 경고하는
눈 건강에 치명적인 습관
39가지

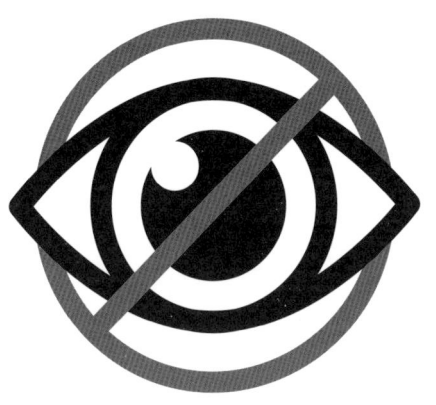

시력 저하, 녹내장, 백내장, 노안까지 예방하는 방법

히라마쓰 루이 지음 | 황성혁 옮김

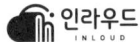

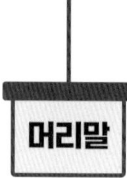

머리말

- 시력 개선을 위해 매일 블루베리 영양제를 복용하고 있다.
- 안약을 교체하지 않고 한 달 이상 사용하고 있다.
- 눈의 자외선 차단을 위해 몇 년 전에 구입한 선글라스를 착용하고 있다.
- 눈을 깨끗하게 유지하기 위해 매일 씻는다.
- 눈을 비비면 눈의 피로가 사라지는 느낌이 들어 기분이 좋다.

이 습관들은 사실 모두 '실수'이다. 아마 많은 독자들이 놀랐을 텐데, '세간의 상식은 안과 의사에게는 비상식'이라고 말해도 과언이 아닐 정도로 잘못된 눈 건강법과 눈 건강 정보가 만연하다.

건강 산업의 마케팅 전략으로 인한 과장된 표현 및 오류, 비전문가의 '막연한 추측'이나 전문적 지식과 정보에 대한 어설프고 대략적인 이해와 오해 등으로 인해 스스로 좋다고 생각하며 계속 하고 있는 습관이, 사실은 과학적 근거가 부족하며 오히려 눈 건강을 해칠 수 있는 위험한 습관인 경우가 많다.

필자는 안과 의사로서 매일 다양한 안과 질환을 가진 환자들을 만나고 있다. 많은 사람들에게 병원은 심각한 불편함을 느끼고 나서야 방문하는 곳이다. 1년에 한 번쯤은 정기검진을 받으면 좋겠는데, 아무래도 안과 방문을 소홀히 하는 경향이 있는 것 같다.

안타까운 점은 정기적으로 진료를 받았더라면 예방할 수 있었거나 진행을 늦출 수 있었던 경우를 종종 접하게 된다. 그중에는 실명과 직결될 수 있는 안과 질환임에도 불구하고 환자가 "드디어 노안이 시작됐구나. 노화 현상이니 어쩔 수 없지."라고 생각하며 방치해 치료가 늦어지는 심각한 사례도 있다.

막연한 생각이나 대략 이해한 개념으로는 눈의 건강을 지킬 수 없다.

나이가 들면서 어떤 식으로든 눈에 이상이 생기는 것은 사실이지만, 의사와 환자 본인의 선택에 따라 일상생활에서의 지장을 최소화할 수 있다. 즉, 건강 전반에서 그렇듯이 눈 건강도 본인의 주체성이 중요하다.

물론 일반인에게 의사와 동등한 지식을 요구할 생각은 없다. 최소한의 '올바른 기초 지식'을 습득하여 의사와의 공통된 언어를 배우고, 의사소통이 가능할 수 있도록 하는 것이 목표이다.

이 책에서는 잘못 알려져 있는 많은 눈 건강법, 눈 건강 정보를 다루었다. 한 사람이라도 더 많이, 잘못된 정보 대신 '올바른 지식'을 습득하여 주체적으로 자신의 눈 건강을 지킬 수 있는 힘을 기를 수 있도록 이 책이 그 계기가 되기를 바란다.

목차

머리말 ... 4

1장. 세상에 넘쳐나는 '눈 건강 상식'은 안과 의사에게는 '비상식'

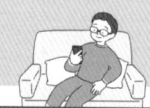

01
- X: 블루베리는 눈에 좋다
- O: 안토시아닌은 눈의 피로를 줄여준다

..... 21

02
- X: 녹색을 보면 눈이 좋아진다
- O: 먼 곳을 보면 근시가 느리게 진행된다

..... 27

03
- X: 어두운 곳에서 사물을 보면 눈이 나빠진다
- O: 가까이에서 사물을 보면 눈이 나빠진다

..... 32

04

X	안경을 쓰면 근시가 진행된다

..... 37

O	안경을 쓰더라도 근시 진행도는 똑같다

05

X	젊을 때는 노안이 진행되지 않는다

..... 42

O	20대부터 노안이 진행된다

06

X	블루라이트 차단 안경은 효과가 있다

..... 47

O	블루라이트 차단 안경은 별로 효과가 없다

07

X	시력은 누구나 개선할 수 있다

..... 52

O	가성 근시는 즉시 개선할 수 있다

목차

08
- X 시력을 되찾기 위해 고민 없이 시력 회복 수술을 받는다
- O 감염 위험과 나이를 고려하여 시력 회복 수술을 결정한다

····· 57

09
- X 눈 훈련은 다양한 방법으로 하면 할수록 좋다
- O 효과가 인정된 것은 가보르 아이뿐이다

····· 62

2장 — 눈 건강에 치명적인 습관

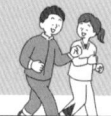

10
- X 습관적으로 눈을 씻는다
- O 눈에 이물질이 들어갔을 때만 씻는다

····· 69

11

| X | 안약을 넣은 후 눈을 깜빡인다 |
| O | 안약을 넣은 후 잠시 눈을 감는다 |

····· 73

12

| X | 눈이 충혈되면 충혈 완화 안약을 사용한다 |
| O | 눈이 충혈되어도 충혈 완화 안약을 자주 사용하지 않는다 |

····· 78

13

| X | 구입한 지 한 달이 넘은 안약을 사용한다 |
| O | 안약이 남아있어도 한 달이 지나면 교체한다 |

····· 80

14

| X | 안구건조증을 해소하는 최선의 방법은 안약이다 |
| O | 안구건조증을 해소하는 최선의 방법은 눈물의 질을 높이는 것이다 |

····· 83

목차

15
- X 콘택트렌즈 관리는 원스텝으로 충분하다
- O 콘택트렌즈는 규칙에 따라 관리하고, 케이스를 청결하게 유지해야 한다

..... 88

16
- X 서클 또는 컬러 콘택트렌즈를 매일 사용한다
- O 모든 콘택트렌즈는 필요할 때만 사용한다

..... 92

17
- X 눈이 가려울 때는 눈을 문지른다
- O 눈이 가려울 때는 안약을 넣거나 눈가를 시원하게 해준다

..... 95

18
- X 3년 이상 같은 선글라스를 사용한다
- O 선글라스는 2년에 한 번 점검한다

..... 99

19

- X 물을 한 번에 마신다
- O 물은 조금씩 나눠 마신다

···· 105

20

- X 마사지나 경혈 자극은 시력 저하 방지와 시력 회복에 효과적이다
- O 올바른 방법으로 시행하면 눈의 피로 회복에 효과적이다

···· 111

21

- X 눈이 좋아서 검진을 받지 않는다
- O 1년에 한 번 안과 검진을 받는다

···· 115

22

- X 누우면 바로 잠들기 때문에 건강하다
- O 약 10분 안에 잠들기가 건강의 척도다

···· 123

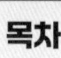

3장 — 방치하면 위험한 눈의 증상

23
- X 갑자기 시력이 나빠진 증상을 노안이라 생각하고 방치한다
- O 노안이라고 방치하지 말고 다른 질환을 의심한다

···· 131

24
- X 갑자기 한쪽 눈이 안 보이는 증상을 방치한다
- O 최대한 빨리 응급실로 간다

···· 135

25
- X 사물이 빛나 보이는 증상을 방치한다
- O 광시증일 가능성이 있으므로 빠르게 대처한다

···· 138

26

- **X** 모기가 날아다니는 것처럼 보이는 증상을 방치한다
- **O** 비문증은 심각한 증상이 아니지만 근시가 있다면 검사를 받는다

···· 140

27

- **X** 시야가 좁아진 증상을 방치한다
- **O** 증상이 한쪽 눈에만 있으면 안과, 양쪽 눈에 있으면 신경외과를 간다

···· 142

28

- **X** 빛을 봤을 때 비정상적으로 눈부신 증상을 방치한다
- **O** 안구건조증 대처에 효과가 없다면 백내장을 의심한다

···· 145

29

- **X** 눈이 쉽게 피로해지는 증상을 방치한다
- **O** 눈의 피로를 천천히 해결하면 몸의 피로도 풀린다

···· 147

목차

30
- **X** 눈이 침침할 때 침침한 눈 전용 안약을 사용한다
- **O** 시판 안약은 질환을 근본적으로 치료하지 못한다

···· 151

31
- **X** 사물이 이중으로 보이는 증상을 방치한다
- **O** 양쪽 눈으로 볼 때 증상이 있다면 즉시 신경외과를 간다

···· 153

32
- **X** 나이가 들면 눈꺼풀이 처지는 증상은 당연하다
- **O** 한쪽 눈꺼풀만 단기간에 처졌다면 뇌동맥류를 의심한다

···· 156

33
- **X** 눈이 충혈되고, 가렵고, 따끔거리고, 시린 증상을 방치한다
- **O** 눈이 건조하지 않더라도 우선 안구건조증을 의심한다

···· 158

34

| X | 보고 싶은 곳이 잘 보이지 않고 왜곡되어 보이는 증상을 방치한다 |
| O | 안저 검사로 원인을 밝혀낸다 |

···· 160

☑ 눈 건강 자가 진단법 ··· 162

4장 — 모르면 위험한 안과 선택 기준

35

| X | 안과 주치의가 없다 |
| O | 만나기 편하고 궁합이 잘 맞는 의사를 찾는다 |

···· 173

목차

36
- ✗ 안과 수술은 큰 병원에서 진행한다
- ○ 입소문이나 제3자의 평가가 좋은 의사에게 수술을 받는다 ···· 179

37
- ✗ 수술은 모두 안과 의사에게 맡긴다
- ○ 자신의 요구를 정확히 파악하고 의사와 충분히 상담한다 ···· 183

38
- ✗ 개인의 판단에 따라 제네릭 안약을 사용한다
- ○ 제네릭 안약을 사용했다면 의사에게 알린다 ···· 189

39
- ✗ 일본의 안과는 다른 나라에 비해 열악하다
- ○ 나라마다 안과 실정이 다르므로 일본 안과와 다른 관점으로 바라보는 시각이 필요하다 ···· 193

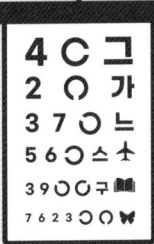

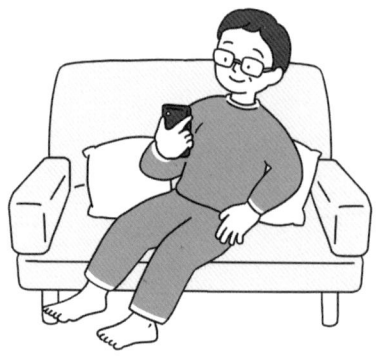

1장

세상에 넘치는 '눈 건강 상식'은 안과 의사에게는 '비상식'

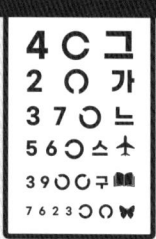

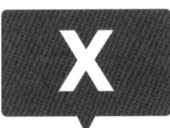

블루베리는 눈에 좋다

안토시아닌은 눈의 피로를 줄여준다

제2차 세계대전 당시 퍼졌던 한 가지 설

'눈에 좋은 음식'이라고 하면 많은 사람이 블루베리를 가장 먼저 떠올리지만, 사실 명확한 과학적 근거는 없다.

블루베리가 눈에 좋다고 알려지게 된 계기는 제2차 세계대전으로 거슬러 올라간다. 당시 영국 공군은 세계 최고 수준이었으며, 특히 야간 공중전에서는 백전백승의 전적을 자랑했다. 도대체 이 힘의 비결은 어디에 있을까? 이때 영국 군부가 퍼뜨린 내용이 바로 '우리 공군 조종사들은 매일 안토시아닌 성분이 풍부한 블루베리를 먹기 때문에 야간에 눈이 밝다'는 설이었다고 한다.

실제로 이 설을 근거 삼아 블루베리 영양제를 판매하는 곳이 있기 때문에 들어본 적이 있을지도 모른다. 하지만 '블루베리가 눈에 좋다'는 설은 이중적인 의미의 도시 전설이었다.

영국군이 퍼뜨린 설은 사실 '안토시아닌이 풍부한 블루베리'가 아니라 '비타민 C가 풍부한 당근'이었다. 이 설은 당시 전 세계적으로도 지지받았고, 각국에서 '당근을 먹자'는 캠페인이 펼쳐졌다고 한다.

이 시점에서 '블루베리가 눈에 좋다'는 설은 뒤집히지만, 이야기는 여기서 끝나지 않는다. '비타민 C가 눈에 좋다'는 것도 사실 영국이 당시 적국이었던 독일을 상대로 한 교란 작전이었다는 설이 있다.

영국 공군이 강했던 이유는 전투기에 야간 레이더를 탑재하고 있었기 때문이다. 이것이 역사의 진실이다. 힘의 비결은 음식이 아니라 최신 기술이었고, '○○을 먹으면 눈이 좋아진다'는 설 자체가 전쟁 중에 작전으로 퍼뜨린 가짜 정보였던 것이다.

그렇다고 '블루베리가 눈에 좋다'는 설이 전혀 근거가 없는 것은 아니다. '당근이 눈에 좋다'는 설도 마찬가지다.

블루베리에 많이 함유된 안토시아닌은 피로 감소 효과가 있는 것으로 알려져 있다. 당근에 많이 함유된 비타민 C가 부족하면 시력이 저하된다는 사실도 입증된 바 있다. 따라서 안토시아닌은 눈의 피로 완화, 비타민 C는 영양 부족으로 인한 시력 저하 예방 효과가 있으며 그런 의미에서는 '눈에 좋다'고 볼 수 있다.

루테인은 어떨까?

최근에는 '루테인'이라는 영양소가 눈에 좋다고 알려졌는데, 역시 시력 회복에는 도움이 되지 않는다. 루테인에 기대할 수 있는 효과는 나이가 들면서 발병 위험이 높아지는 '황반변성'의 예방이다.

황반은 눈 안쪽의 망막 중심부에 위치하며, 그 중심(중심와)에는 사물을 보는 데 중요한 시세포가 집중되어 있다. 이 시세포를 구성하는 영양소가 루테인과 '제아잔틴'이다.

이 영양소가 40대 이후에 서서히 감소하면 사물이 일그러져 보이고, 시야의 중심이 어두워지고, 시야가 흐려지고, 시력이 현저하게 저하되는 '황반변성'이라는 안과 질환이 발생한다. 따라서 '황반변성을 예방한다'는 제한적인 의미라면 루테인은 어느 정도 '눈에 좋다'고 할 수 있다. 루테인보다 덜 알려진 성분인 제아잔틴 역시 비슷한 효과가 있다고 알려져 있다.

루테인은 단독으로 섭취하는 것보다 비타민 C, 비타민 D, 아연 등과 함께 복합적으로 섭취하면 황반변성 예방에 어느 정도 효과를 볼 수 있다. 루테인의 하루 권장 섭취량은 10mg이다. 특히 짙은 녹색 채소에는 루테인이 많이 함유되어 있는데, 케일 45g, 모로헤이야 75g, 소송채(고마츠나) 130g, 시금치 220g 정도에서 10mg 정도의 루테인을 섭취할 수 있다.

계란에도 루테인이 포함되어 있다. 계란의 루테인 함량 자체는 소량이지만, 계란에서 추출한 루테인은 체내 흡수율이 높은 것으로 알려져 있다. 루테인은 물에 잘 녹지 않고 기름에 잘 녹는 지용성 영양소로, 열에 의한 변성이 잘 일어나지 않는다. 따라서 앞서 소개한 채소볶음이나 계란찜은 루테인을 효과적으로 섭취할 수 있는 음식이다. 데치는 과정에서 루테인이 다량으로 유출되거나 파괴될 염려도 없다.

루테인은 많이 섭취해도 효과가 증가하지는 않는다. 게다가 한동안 꾸준히 섭취해 혈중 루테인 농도가 높아지면 그 이후부터는 의식적으로 섭취할 필요가 없어진다. 굳이 루테인 보충제를 지속적으로 섭취하지 않더라도 평소 식습관을 조금만 신경 쓰면 충분히 루테인을 보충할 수 있다. 단, 시금치에는 결석을 형성하는 옥살산이 포함되어 있기 때문에 결석이 잘 생기는 사람은 루테인 보충제를 복용하면 된다.

'눈에 좋음=시력 회복'이 아니다

앞서 말한 내용에서 알 수 있듯이, **'눈에 좋다'는 뜻을 한 마디로 정의하면 '눈의 피로 완화'부터 '황반변성 같은 특정 질환의 예방'까지 다양한 의미가 있다.** 안과 의사로서 매일 환자를 접하다 보면, 이 부분을 하나로 묶어서 생각하는 사람이 굉장히 많다는 것을 느낀다. TV 광고에서 '눈에 좋은 건강기능식품'이라고 광고하면 왠지 모르게 눈의 피로를 덜어주고, 눈 질환의 예방과 치료도 기대할 수 있으며, 덤으로 떨어진 시력까지 회복할 수 있을 것만 같은 기대감을 갖기 쉽다.

그러나 이미 시력이 0.5 이하로 떨어진 사람이 매일 열심히 블루베리, 당근을 먹거나 안토시아닌이나 비타민 C 보충제를 먹어도 시력이 0.5 이상으로 좋아지는 것은 기대할 수 없다. 매일 45g의 케일을 먹는다고 해서 시력이 회복되지는 않는다.

'시력 회복 효과를 기대할 수 있다'는 의미에서 눈에 좋은 음식이 있는지, 있다면 어떤 음식이 있는지 궁금할 것이다. 그러나 안타깝게도 오늘날 그런 음식은 발견되지 않았다. 이 때문에 의사들은 "안토시아닌이 눈에 좋은가요?"라는 질문을 받으면 "눈의 피로를 완화하는 효과가 있다고 알려져 있습니다"라고 대답할 수밖에 없다.

"비타민 C가 눈에 좋은가요?"라고 묻는다면, "비타민 C 결핍증은 시력 저하로 이어지기 때문에 제대로 섭취하는 것이 좋습니다"라고 대답할 수밖에 없다.

"루테인은 눈에 좋은가요?"라고 묻는다면, "사물을 보는 기능을 담당하는 중심와 시세포에 필요한 영양소이기 때문에 중년 이후 적극적으로 섭취하면 황반변성 예방에 어느 정도 기여할 수 있습니다"라고 대답할 수밖에 없다.

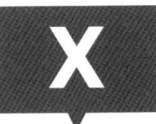
녹색을 보면 눈이 좋아진다

먼 곳을 보면 근시가 느리게 진행된다

눈 건강에서 중요한 것은 '색깔'이 아니라 '거리'다. 예전부터 있었던 '녹색이 눈에 좋다'는 말은 잘못된 상식이다. 정확한 표현은 '멀리 보는 습관이 있으면 근시가 진행되기 어렵다'이다.

예전에는 먼 곳을 보면 자연 풍경이 눈에 들어왔을 것이다. 이 때문에 '녹색이 눈에 좋다'는 말이 나오게 된 것 같은데, **중요한 것은 '거리'이지 '색깔'이 아니다.** '멀리 있는 남산서울타워'를 보든, '멀리 있는 산'을 보든 거리가 같다면 효과는 동일한 것이다.

그렇다면 '먼 거리'는 어느 정도일까? 미국 안과학회가 발표한 지표는 6m인데, 과학적으로는 '2m 이상'이라면 먼 곳으로 간주한다. 물론 이 2m에도 근거가 있다. 멍하니 무언가를 보고 있을 때 초점이 맞는 '조절 안정위'는 1m 전후이다. 이 조절 안정위가 '가까이'와 '멀리'의 경계선이기 때문에, 1m보다 더 먼 거리의 2m 이상은 '먼 곳'이 되는 것이다.

근시 진행 예방에 도움이 되는 습관

얼마나 자주 먼 곳을 봐야 하는지에 대해서는 미국 안과학회에서 '20.20.20'이라는 지표를 제시하고 있다. '20.20.20'의 의미는 '20분 동안 컴퓨터나 스마트폰(이러한 디스플레이 영상 기기를 통칭해 스마트폰이라고 하겠다)을 보면 20초 동안 20피트 앞을 보자'는 것이다. 20피트는 약 6m이지만, 앞서 말한 것처럼 약 2m로 대체해도 무방하다.

그러나 현실적으로 20분마다 한숨 돌리기가 쉽지 않다. 일본의 후생노동성(일본의 행정조직 -옮긴이)에서는 상장기업을 기준으로 한 VDT증후군(컴퓨터, 스마트폰 등과 같은 영상 기기를 오랫동안 사용해 생기는 눈의 피로, 어깨 및 목, 기타 통증 등의 증상을 통칭하는 용어 -옮긴이)에 대한 가이드라인을 제시하고 있다. 이 가이드라인에서는 하루 4시간 이상 컴퓨터로 작업하는 사업자는 '1시간에 1회를 기준으로 휴식을 취하도록 직원들에게 지도할 것'이라고 명시되어 있다.

미국 안과학회의 지표가 현실적으로 너무 엄격하다면, 후생노동성의 가이드라인을 따르는 것이 아무것도 의식하지 않는 것보다는 훨씬 낫다.

근시 진행을 예방하기 위해서는 '녹색을 보는 것'이 아니라 '컴퓨터 모니터 같은 디스플레이를 보는 작업 중에는 매 1시간마다 가급적이면 6m, 어렵다면 2m 이상 먼 곳을 20초 정도 보는 습관을 들일 것'을 기억해야 한다.

∪∪ 이미 근시가 심하다고 포기하면 안 되는 이유

이미 근시가 많이 진행된 사람은 '이제 와서 뭘 해도 소용없다'고 생각하며 포기했을지도 모른다. 그러나 근시는 진행이 멈추지 않는다. 환자들이 '근시가 진행되는 것은 어린 시절뿐'이라는 말을 자주 하는데, 이는 잘못된 생각이다. 어른이나 노인이 되어서도 환경과 생활 습관에 따라 근시는 가차 없이 진행된다.

이러한 사례로, 외근 영업직에서 사무직으로 부서를 이동한 후 갑자기 근시가 진행되었다는 이야기를 자주 듣는다. 신종 코로나 바이러스 팬데믹(세계적 대유행)으로 집에 틀어박혀서 동영상을 많이 시청한 뒤로 갑자기 근시가 진행되었다는 사례 역시 많다.

반대로 도시에 살던 사람이 산간 지역으로 이사를 가거나, 사무직에 종사하던 사람이 외근 영업직으로 변경된 후 근시가 완화된 사례도 흔히 볼 수 있다. 시력의 변화는 의외로 환경과 생활 습관에 따라 달라지는 부분이 크다. 그러나 이미 상당히 진행된 근시는 절대 되돌릴 수 없다. 근시가 많이 진행됐다고 해서 눈에 좋은 습관을 전혀 실천하지 않으면 더 빠르게 진행될 수 있다.

게다가 근시는 많이 진행된 사람일수록 더 빠르게 진행된다. 근시가 경미한 사람보다 심한 사람일수록 실명 원인 질환 중 상위권에 속하는 '병적 근시(굴절률에 상관없이 미만성 맥락막 위축 이상의 위축성 변화 또는 후방 포도막염이 있는 상태)'가 발생할 위험이 높다.

겁을 준 것 같아 미안하지만, 근시의 진짜 문제는 '먼 곳이 잘 안 보이고, 결국 가까운 곳도 잘 안 보이게 되는 것'이 아니다. 빛 그 자체를 보지 못하게 되는 병적 근시로 발전할 위험이 있다는 점이다.

실제로 최근 세계보건기구(WHO)에서도 이 문제를 매우 심각하게 보고 있다. **근시에는 '이제 와서 뭘 해도 소용없다'고 포기할 단계가 없다. 지금부터라도 진행 예방에 효과적인 습관을 실천하여** 적어도 현재 눈 상태보다 더 나빠지는 것을 최대한 막아야 한다.

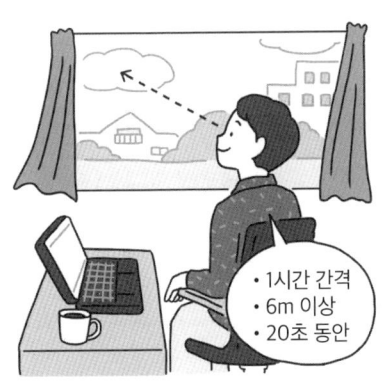

03

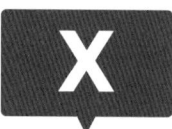

어두운 곳에서 사물을 보면 눈이 나빠진다

가까이에서 사물을 보면 눈이 나빠진다

시력 저하와 직결되지는 않지만, 이 행동은 하지 않는 것이 제일 좋다

누구나 한 번쯤은 어두운 곳에서 책을 읽으면 '눈이 나빠진다'는 말을 들었던 기억이 있을 것이다. 이 때문에 "이것도 틀린 말이야?"라고 생각하며 놀랐을지도 모른다. 하지만 사물을 보는 환경의 조도 자체는 사실 시력 저하와 관련이 없다.

예를 들어 보자. 영화관은 어두운 환경이지만 '영화관에서 영화를 자주 보는 사람일수록 시력 저하가 빨리 진행된다'는 이야기는 들어 본 적이 없을 것이다. **시력 저하와 관련이 있는 것은 바로 '거리'다. 즉, '너무 가까운 거리에서 책을 읽으면 눈이 나빠진다'가 맞는 예시이다.**

'어두운 곳에서 사물을 보면 눈이 나빠진다'는 말이 나오게 된 것은 아마도 환경이 어두우면 자연스럽게 가까운 거리에서 사물을 보기 때문일 것이다. 하지만 정작 문제가 되는 점은 '어두운 곳에서'가 아니라 '근거리에서' 사물을 보는 행동이다. 물론 어두운 곳에서 사물을 보는 행동이 아예 문제가 없지는 않다.

어두운 곳에서 사물을 보면 안압이 높아져 안구가 딱딱해지기 쉬워진다. 따라서 어두운 곳에서 사물을 보는 것은 시력 저하로 이어지는 나쁜 습관이라고 할 수는 없지만, 결코 좋은 습관은 아니므로 하지 말아야 할 행동이라는 사실을 명심해야 한다.

스마트폰과 태블릿은 특히 눈의 적이다

이렇게 가까운 거리에서 사물을 보는 문제는 지난 수십 년 동안 점점 더 심각해졌다. 스마트폰과 태블릿의 보급으로 인해 사람들은 더 오랫동안, 더 가까이에서 사물을 보게 되었다. 디지털 기기가 없던 시절에는 '가까이에서 보는 것'이라고 하면 기껏해야 책이나 신문 같은 종이 매체 정도였다. 디지털 기기인 컴퓨터의 경우에 과도한 빛 자극이 눈에 좋지 않지만, 모니터에 얼굴을 가까이 대고 보는 경우는 많지 않다.

역시 스마트폰, 태블릿이라는 '손에 쥐고 조작하는 디지털 기기'의 보급이 현대인의 눈에 더욱 가혹한 환경을 조성하고 있는 것은 분명하다.

책을 읽을 때 눈과 책의 거리가 일반적으로 약 30cm인 반면, 스마트폰과 눈의 거리는 약 20cm로 더 가깝게 보게 된다. 실제로 스마트폰을 30분 동안 계속 보면 안압이 급격히 올라간다는 연구 결과가 있으므로, 스마트폰이나 태블릿을 다룰 때는 각별한 주의가 필요하다.

전자책의 득실은 '읽는 기기'에 달렸다

환자들에게 "눈 건강을 위해서는 역시 종이책을 읽는 것이 가장 좋은가요? 한 대로 충분한 아이패드 같은 태블릿이나, 킨들 페이퍼화이트(Kindle paperwhite), 라쿠텐 코보(Kobo) 등 전자책 단말기는 안되나요?"라는 질문을 많이 받는다.

지금까지의 내용으로만 본다면 디지털 기기로 독서를 하면 안 될 것 같지만, 사실 특정한 행동 때문에 근시가 많이 진행된다는 사실에 대한 명확한 데이터는 없다. **다만, 디지털 기기가 발산하는 강한 빛은 눈을 깜빡이는 횟수를 줄여 눈을 매우 피곤하게 만든다. 사람은 선천적으로 빛이 점멸하는 것을 응시하도록 되어 있기 때문이다. 눈이 덜 피로하다는 점에서는 역시 태블릿보다 종이책이 낫다.**

사실 킨들 페이퍼화이트나 라쿠텐 코보 등 전자책용 태블릿도 종이책과 비슷하다. 일반 태블릿과 겉모습은 비슷하지만, 전자책용 태블릿은 일반 태블릿과 달라서 자체적으로 빛을 발산하지 않는다.

전자책용 태블릿은 주변 빛을 반사하여 글자를 읽을 수 있도록 만들어졌기 때문에 진짜 종이에 가깝다고 할 수 있다. 따라서 눈의 피로감도 종이책과 비슷하다. 눈이 덜 피로하다는 것은 그만큼 빠른 속도로 계속 읽을 수 있다는 뜻이다(장시간 읽는 것은 추천하지 않는다).

애초에 디지털 기기를 응시하는 행위는, 무의식적으로 움직이는 빛을 눈으로 열심히 쫓아가는 것과 같다. 그만큼 뇌의 자원을 많이 쓰기 때문에 디지털 기기로 독서를 하면 속도가 현저히 떨어질 수밖에 없다.

효율성을 비교했을 때도 종이책이나 전자책 단말기로 읽는 것이 가장 좋은 선택이라고 할 수 있다.

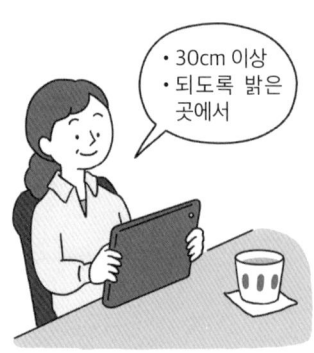

04

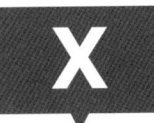

안경을 쓰면 근시가 진행된다

안경을 쓰더라도 근시 진행도는 똑같다

근성론에서 비롯된 잘못된 상식

'안경을 쓰면 근시가 진행된다'는 것은 도시 전설 수준의 근거 없는 이야기이다. 비슷한 내용으로 '노안 안경을 쓰면 노안이 진행된다'는 말도 완전히 잘못된 상식이다. 이런 설이 널리 퍼지게 된 배경에는 근성론(강한 정신력이 있으면 어떤 일이라도 극복할 수 있다고 믿는 것 -옮긴이)이 자리 잡고 있다. 근성론에 따르면 근시나 노안은 눈을 단련하면 진행을 막을 수 있다. 또한 사물을 잘 볼 수 있게 해주는 안경을 쓰는 것은 눈의 역할을 약화시키는 것이며, 그렇게 해서는 눈을 단련시킬 수 없다. 잘 보이지 않아도 보려고 노력하면 눈이 단련된다.

안과 의사 중에서도 예전에는 근성론을 믿었던 사람이 있었다. 현재 시력에 딱 맞는 도수보다 조금 약한 도수로 안경을 만드는 것도 당시에는 당연했다. 하지만 시력은 근육과 다르다. 단련하면 능력이 올라가는 성질을 가지고 있지 않아서, 약해져 있다면 그에 걸맞게 도와줘야 한다.

실제로 시력에 딱 맞는 도수의 안경을 사용하는 그룹과 도수를 조금 약하게 조정한 안경을 사용하는 그룹으로 나누어 경과를 관찰한 임상 실험에서 '두 그룹 모두 근시 진행 정도에 차이가 없다'는 결과가 나왔다. 즉, **'근시 진행 정도'와 '안경 도수'에는 상관관계가 없다는 것이다. 도수가 딱 맞는 안경을 사용하면 눈이 혹사해 근시가 진행된다는 내용은 사실이 아니다.**

누진다초점렌즈 안경이 근시의 진행 방지로 이어진다

최근에는 누진다초점렌즈 안경이나 콘택트렌즈를 사용하면 근시 진행을 아주 조금이나마 완화할 수 있다는 사실이 새롭게 밝혀지고 있다.

누진다초점렌즈 안경(또는 콘택트렌즈)은 주변을 볼 때에도 주변을 보지 않는 것처럼 눈의 상태를 자동으로 조절해 준다. 근시가 진행되는 가장 큰 요인은 근거리에서 사물을 보는 행동이기 때문에, 그 상태를 만들지 않는 누진다초점렌즈 안경(또는 콘택트렌즈)이 근시 진행 방지로 이어지는 것이다.

일본에서는 아직 널리 보급되어 있지 않지만, 중국이나 다른 나라에서는 근시 진행 방지를 목적으로 성인뿐만 아니라 어린이에게도 근시 억제 전용 누진다초점렌즈 안경이나 콘택트렌즈를 처방하는 의사가 늘고 있다.

반면, 안경을 쓰고 싶지 않아서 근시 진행을 막고 싶은 사람에게는 근시 진행을 막기 위해 안경을 써야 한다는 점이 딜레마로 작용한다. 근시 진행 방지책으로 누진다초점렌즈 안경(또는 콘택트렌즈)이 보급되지 않은 이유도 이 부분에 있다고 생각한다.

안경 도수는 '개인의 사용 편의성'으로 선택한다

앞서 설명한 내용에서 안경은 눈을 망가뜨리고 쇠약하게 만드는 도구가 아니라 시력에 맞게 눈을 도와주는 편리한 도구라는 것을 알 수 있다. 근성론을 따라 '안경 없이' 열심히 노력해도 아무런 의미가 없다.

이미 언급했듯이 **'근시 진행 정도'와 '안경 도수'는 상관관계가 없기 때문에 안경 도수는 개인의 사용 편의성에 맞추어 결정해도 무방하다.** 비유하자면 '연필과 볼펜 중 어느 쪽이 더 쓰기 편한가'를 따지면 된다. 예를 들어 컴퓨터를 사용하는 직업이라 시력에 딱 맞는 도수의 안경(또는 콘택트렌즈)을 쓰면 눈이 침침하다고 느낀다면, 조금 약한 도수로 조정하는 것도 한 방법이다. 물론 이전 항목에서 언급한 내용처럼 '한 시간마다, 가급적이면 6m, 어렵다면 2m 이상 먼 곳을 20초 동안 보는 습관을 들이는 것'을 잊지 말자.

돋보기를 사용하기에 가장 좋은 시기는 언제일까?

노안이 진행되면 바로 노안 안경을 사용하는 것이 좋다. 이는 앞으로의 노안 진행 정도의 문제가 아니라 '습관'의 문제이다.

누진다초점렌즈로 되어 있는 돋보기는 익숙해지기까지 시간이 좀 걸린다. 그리고 '사물이 제대로 보이는지 아닌지는(안경이라는 도구를 잘 사용하여 사물이 제대로 보이는지에 대한 여부)' 일상생활에 큰 영향을 미친다.

60~70대가 되어서야 사용하기 시작하는 것이 아니라, 일찍부터 누진다초점렌즈에 익숙해져서 잘 사용할 수 있도록 하는 것이 이후 삶의 질을 좌우한다고 해도 과언이 아니다.

05

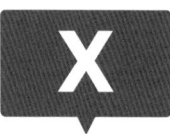

젊을 때는 노안이 진행되지 않는다

20대부터 노안이 진행된다

노안의 실체는 '초점 조절 기능 장애'

'노안'이라는 단어는 오해의 소지가 있다. 눈의 노화 현상 중 하나로 인식되고 있는 노안은 사실 노년층에게만 나타나는 현상이 아니다. 안과 질환은 나이가 들면 걸리는 병이라는 이미지가 있는데, 젊은 사람들도 걸릴 수 있는 질환이 적지 않다. 백내장의 경우, 당뇨병이 있으면 30대에도 '당뇨성 백내장'에 걸릴 위험이 있다.

방사선 피폭이 원인인 방사선 백내장(수정체 혼탁)이나 아토피 피부염 등에 사용되는 스테로이드 제제의 과다 사용이 원인이 되는 스테로이드성 백내장 등 노화가 아닌 외부 요인으로 인해 발생하는 백내장은 나이와 상관없이 발병한다. 앞서 말한 내용을 보면, 백내장은 나이와 상관없이 발병할 수 있다는 것이 이해가 되겠지만 노안은 좀처럼 납득되지 않을 수 있다. 일반적으로 노안이라고 하면 글자 그대로 노인이 걸리는 병이라는 인식이 강하기 때문이다.

이러한 일반적인 생각은 노안이 무엇인지 이해하면 해소된다. 노안이란 먼 곳을 보거나 가까운 곳을 볼 때 초점 조절 기능이 떨어진 상태를 말한다.

초점 조절 기능이 떨어진 눈(노안)과 초점 조절 기능이 떨어지지 않은 눈의 차이는 '사물이 보이는 거리의 범위(폭) 차이'다. 여기서 혼동하기 쉬운데, 초점 조절 기능을 전혀 사용하지 않는 안정 상태에서 가까운 곳만 보이는 증상은 근시, 먼 곳만 보이는 증상은 원시이다. 이 구분을 명확히 하면 노안에 대한 이해가 더 수월해진다.

다시 말하면 노안은 초점 조절 기능이 떨어진 상태이다. 좀 더 자세히 설명하자면, 안정 상태에서 얼마나 가까운 곳까지 볼 수 있는지, 즉 볼 수 있는 거리의 폭이 좁아지는 증상이다.

노안은 20대부터 진행된다

노안(초점 조절 기능 장애)은 볼 수 있는 거리의 폭이 좁아지는 것을 말한다. 예를 들어 근시가 있는 사람이 40세까지는 1m에서 10cm 앞까지 볼 수 있었는데, 45세 무렵부터 1m에서 20cm 앞까지만 볼 수 있게 되었다고 가정해 보자.

이전까지는 먼 곳을 볼 수 있도록 교정하는 근시용 안경으로 먼 곳과 가까운 곳을 모두 볼 수 있었는데, 이제는 이 안경으로 20cm보다 가까운 곳은 볼 수 없게 되었다. 이것이 바로 노안의 시작이다.

일반적으로 초점 조절 기능을 통해 볼 수 있는 거리는 10대에는 8cm, 20대에는 10~12cm, 30대에는 14~20cm, 40대 초반에는 25cm까지 볼 수 있으며, 45세에는 30cm까지 볼 수 있다.

이처럼 **초점 조절 기능의 저하는 20대부터 진행된다.** 다만 실제로

'글자가 잘 보이지 않아 책을 읽기 힘들다'는 등의 불편함을 자각하는 것은 40대 이후이며, 그전에는 불편함을 느끼지 못하기 때문에 '젊을 때는 노안이 오지 않는다'고 착각하는 것뿐이다.

스마트폰이 보급된 이후, 장시간 사용으로 인해 초점 조절 기능이 떨어지는 '스마트폰 노안'이 젊은 세대에서 늘고 있다. 10~20대인데도 45세 이후에 쓸 법한 돋보기가 필요한 경우를 진료하면서 이미 많이 경험하고 있다. 노안을 '나이 든 눈'으로만 생각하는 게 아니라, 노화에 국한되지 않는 다른 이유에 의한 '초점 조절 기능이 떨어진 눈'으로 바라본다면 결코 중년 이상의 전유물이라고 할 수 없을 것이다.

노안은 어린이 학습 장애의 원인이 될 수도 있다

노안, 즉 초점 조절 기능 장애는 노화나 스마트폰이 원인이 아닌 경우에도 발생한다. 예를 들어 신경계가 마비되는 약을 복용하고 있거나, 컨디션이 좋지 않거나, 암과 같은 심각한 질병으로 약을 복용하고 있는 사람에게 발생할 수 있다.

스마트폰으로 인해 발생한 노안의 예에서도 알 수 있듯이, **노안은 평소 생활 습관이나 생활 환경 혹은 선천적인 체질이나 질병으로 인해 나이에 상관없이 누구에게나 발생할 수 있다.**

초등학생 자녀가 수업에 집중하지 못하고, 필기를 하지 못하며, 교과서를 읽지 못해 학교에서 문제아로 지목되었다고 가정해 보자. 가장 먼저 지적되는 요인은 보통 성격과 관련된 문제, 이른바 발달 장애의 가능성이지만 사실 그 외에도 어떤 이유로 눈의 조절 기능 장애가 생겨서 주변이 잘 보이지 않기 때문일 수도 있다.

주변이 잘 보이지 않아 필기를 제대로 하지 못하고, 교과서를 잘 읽지 못한다. 그래서 수업에 집중할 수 없게 되는데, 시력 검사를 하면 1.0이 측정되어 '시력 문제 없음'으로 나온다. 즉, 먼 곳은 잘 보이기 때문에 주변에서 눈치채기 어렵다.

어린아이는 아직 자신의 불편함을 정확하게 호소하지 못한다. 사실 눈앞이 잘 보이지 않는 것이 원인인데, '왜 교과서를 못 읽느냐', '왜 필기를 못 하느냐'고 물어도 잘 대답하지 못한다. '지루해서'라고 둘러대는 경우도 많을 것이다.

이러한 문제는 '안경(노안경)' 하나로 해결할 수 있다. 이 점을 주변 어른들이 알아채지 못하면 반을 옮기거나 집중력을 높이기 위한 특별 커리큘럼을 짜는 등, 올바르지 못한 대책으로 아이를 불필요하게 괴롭힐 수도 있다.

06

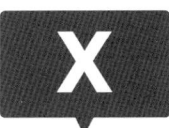

블루라이트 차단 안경은
효과가 있다

블루라이트 차단 안경은
별로 효과가 없다

블루라이트 차단 안경은 블루라이트를 얼마나 차단할까?

블루라이트 차단 안경은 특별히 해롭지는 않지만 그렇다고 좋지도 않다. 굳이 사용할 필요가 없는 것이다.

블루라이트가 눈에 손상을 줄 수 있다는 사실은 안과 학회에서도 지적한 바 있다. 그러나 그 이후의 블루라이트 차단 안경 추천은 학회가 아닌 제조사 주도로 이루어졌다. '새로운 것을 세상에 내놓고 팔고 싶다'는 상업적 기반에서 블루라이트 차단 안경이 보급된 것이다.

필자도 안과 의사로서 블루라이트 차단 안경은 '나쁘지도 좋지도 않다'고 말할 수밖에 없다. 앞서 언급했듯이 블루라이트가 눈에 손상을 입힐 가능성이 지적된 바 있다. 그럼에도 불구하고 필자가 블루라이트 차단 안경을 굳이 추천하지 않는 데에는 이유가 있다.

블루라이트를 완전히 차단하는 렌즈라면 사물의 색이 다르게 보인다. 즉, 현재 시중에 판매되고 있는 블루라이트 차단 안경은 블루라이트를 완전히 차단하는 것이 아니라 30~50% 정도만 차단하는 것이 보통이다.

이렇게 말하면 까다롭다고 생각할지도 모르지만, 블루라이트 차단 안경의 효과는 미미하기 때문에 의사 입장에서는 부정하지도, 굳이 권장하지도 않는다.

블루라이트를 차단하는 더 효과적인 방법이 있을까?

블루라이트가 눈에 손상을 줄 수 있다는 사실은 오래전부터 지적되었지만, 사실 구체적으로 어떤 손상을 주는지는 아직 확실하게 밝혀지지 않았다. 한 가지 추론할 수 있는 사실은, 나이가 들면서 루테인이 감소하여 블루라이트의 청색에 의한 손상을 받기 쉬워진다는 점이다.

루테인은 보이는 사물의 색과 형태를 선명하게 인식하는 기능을 하는 '황반'에 필요한 성분으로, '천연 선글라스'라고도 불린다. 나이가 들면서 루테인이 감소하면 블루라이트의 악영향을 받을 가능성이 높다. 이 가능성을 염두하여 40대 이후 블루라이트 차단 안경을 사용하면 청색광 손상으로부터 어느 정도 눈을 보호하는 효과를 기대할 수 있을지도 모른다는 정도에 불과하다.

사실 블루라이트 차단 안경 사용군과 비사용군을 비교했을 때 눈 건강도에 유의미한 차이를 보이지 않았다는 임상 실험 결과가 있어 아직은 판단을 내리기 어렵다. 정말 블루라이트가 걱정된다면 디지털 기기의 사용 시간을 제한하고, 디지털 디톡스 데이를 정기적으로 정하고, 디지털 기기의 화면과 거리를 충분히 확보하는 것이 훨씬 더 효과적이다.

'블루라이트 차단'을 표방하는 필름을 컴퓨터나 스마트폰 모니터에 붙이거나, 밤에는 스마트폰을 '야간 모드'로 설정하는 등의 대책은 전혀 무의미하다고는 할 수 없지만, 그냥 '위안' 정도로 생각하길 바란다.

이러한 조치를 취했다고 해서 휴식 없이 컴퓨터를 계속 사용하거나 한밤중까지 스마트폰을 들여다봐도 된다는 의미는 아니다. 실제로 한 조사 기관에서 실시한 '아이폰의 나이트 모드' 실증 실험에서는 '유의미한 차이(효과) 없음'이라는 결과가 나왔다.

블루라이트 차단 안경이 가지고 있는 효과는 무엇일까?

현재 블루라이트 차단 안경의 유일한 효과는 바로 수면의 질 개선이다. 인간은 예로부터 자연광에 따라 생활 리듬을 만들어 왔다. 쉽게 말해 아침에 일어나면 해가 떠서 햇빛이 들어오기 때문에 잠이 깨고, 밤에 잠이 오는 것은 해가 지고 햇빛이 차단되기 때문이다.

오늘날 현대인은 자연광 외에도 다양한 빛에 둘러싸여 살아가고 있다. 원래 밤이 되면 햇빛이 사라져서 잠이 쏟아져야 하는데, 방에 불을 켜고 컴퓨터와 스마트폰을 계속 들여다본다. 특히 강한 영향을 주는 것은 청색광의 자극이다.

여기에 블루라이트 차단 안경을 착용하면 청색광의 자극을 감소시켜 자연스러운 졸음을 유도해 숙면을 할 수 있도록 도와주기 때문에 양질의 수면을 취할 수 있다. 퇴근 후 집에서 휴식을 취할 때 블루라이트 차단 안경을 착용하면 수면에 도움을 준다. 현재는 이 방법이 블루라이트 차단 안경의 가장 효과적인 활용법이다.

어린이에게는 블루라이트 차단 안경을 권하지 않는다

어린이가 블루라이트 차단 안경을 착용하는 것에 대해서는 임상안과학회 등 여러 학회가 공동으로 '기본적으로 권장하지 않는다'는 성명을 발표했다.

이 성명을 발표하게 된 계기는 한 제조업체가 시부야에 거주하는 어린이들에게 블루라이트 차단 안경을 무료로 제공하겠다는 캠페인을 발표하면서 시작됐다. 결국 학회에서 성명서를 발표하면서 이 캠페인은 취소되었다.

어린이에게 블루라이트 차단 안경을 '권장하지 않는다'고 한 이유는 청색에 가까운 보라색이나 붉은색 빛에는 근시를 억제하는 기능이 있다고 알려졌기 때문이다. 인위적으로 성장기에 특정 파장을 차단하는 것은 추후 눈에 어떤 영향을 미칠지 알 수 없다. 또한 어린이가 블루라이트 차단 안경을 쓰면 보라색 빛이 들어오지 않아 근시가 진행될 우려가 있다.

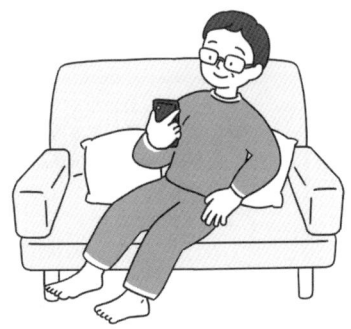

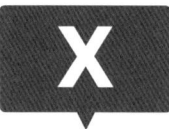

시력은 누구나 개선할 수 있다

가성 근시는 즉시 개선할 수 있다

시력 개선의 근본적인 의미는 무엇일까?

시력을 개선할 수 있을까?

이 점에 대해 이야기하기 전에 먼저 명확히 하고 싶은 것은 '시력 개선이란 무엇일까?'라는 문제이다. 우선 '시력'이라는 단어에 대해 안과 의사와 일반인 사이에는 큰 인식의 괴리가 있다.

아마 일반인이 생각하는 시력은 '안경이나 콘택트렌즈를 착용하지 않은 상태(맨눈)에서 얼마나 잘 보이는가'일 것이다. '얼마나 잘 보이는가'에는 '얼마나 사물이 선명하게 보이는가'뿐만 아니라 '얼마나 시야가 넓게 보이는가'의 의미도 어느 정도 포함되어 있고, 대개 '사물을 보는 기능' 전반을 가리켜 시력이라고 생각하는 것 같다.

반면 안과 의사가 말하는 시력은 좀 더 구체적이다. 시력은 의학적으로 '사물을 보는 기능' 전반을 지칭하는 단어가 아니다. 그렇다면 무엇을 시력이라고 부를까? 바로 '시력 검사표의 란돌트환을 판별하는 힘'을 말한다.

세상에는 시력이 좋지만 똑바로 걷지 못하는 사람도 있고, 시력이 나쁘지만 똑바로 걸을 수 있는 사람도 있다. 즉, 시력은 '사물을 보는 기능'의 한 지표일 뿐이다.

시력 저하의 원인에 따른 맨눈 시력 개선

그렇다면 다시 한번 '시력을 개선할 수 있는가'라는 질문에 답해보자. 일반적인 생각에 따라 이 질문을 '맨눈 시력을 개선할 수 있는가'로 바꾼다면, 그 대답은 이렇다. 개선 여부는 시력이 저하된 원인에 따라 달라진다.

수치상으로는 같은 근시라도 안축장(눈의 직경)이 늘어나서 먼 곳이 보이지 않는 경우와 섬모체근이라는 근육이 긴장하여 먼 곳이 보이지 않는 경우라면 개선 가능성이 크게 달라진다.

전자의 경우 시력이 0.1 이하가 될 정도로 길어진 안축장이 훈련을 통해 다시 짧아져 시력이 좋아지기는 어렵다. 그러나 이 상태에서 근시 개선이 전혀 불가능한 것은 아니다. 0.1이 되기 전이라면 적절한 훈련법으로 어느 정도 시력 개선이 가능하며, 0.01을 0.1로 만들 수는 없지만 0.1을 0.2 이상으로 만들 수는 있다.

또한 0.01에서 시력 개선은 불가능하다고 해도 적절한 훈련법으로 사물이 잘 보이게 되는 효과를 기대할 수 있다. 0.01의 검사 수치를 0.1로 만들 수는 없더라도 '보는 방법'이 개선되면 일상생활의 불편함이 어느 정도 해소된다. 이러한 효과도 시력 개선으로 본다면 누구나 조금은 '시력 개선이 가능하다'고 말할 수 있다. 그러나 '어린이는 훈련에 집중할 수 없어 효과가 나타나기 어렵다', '노인은 뇌과학적인 문제가 얽혀 효과가 나타나기 어렵다'는 제약이 생긴다. 효과의 유무는 복합적으로 고려해야 한다.

가성 근시는 즉시 개선할 수 있다

앞서 언급한 사례 중 후자는 섬모체근의 긴장으로 인해 일시적으로 근시가 심해진 '가성 근시'다. **휴식을 취하거나 안구를 따뜻하게 하여 섬모체근의 긴장을 완화시켜 주면 일시적으로 강해진 근시가 해소된다.** 예를 들어, 원래 0.2였던 시력이 가성 근시로 인해 일시적으로 0.1이 되었다면, 섬모체근의 긴장을 풀어주면 금방 0.2까지 개선될 수 있다는 뜻이다.

'사물의 상을 맺는 능력'이라는 의미를 가진 시력은 변하기 쉽다. 아침과 저녁에 시력이 크게 달라지는 것도 흔한 증상이다. 예를 들어, 시력 검사에서 1.5로 나온 사람이 안구건조증 때문에 하루 종일 컴퓨터 작업을 하면 시간이 지날수록 잘 보이지 않는 경우가 있다. 이처럼 '지속적으로 눈을 사용하는 상황에서의 시력'을 '실용 시력'이라고 한다.

위 예시처럼 안구건조증으로 인해 컴퓨터 작업 중 시력이 떨어지는 것은 '실용 시력이 떨어지고 있다'는 뜻이다. 실용 시력의 저하는 휴식을 취하거나 눈을 따뜻하게 해주는 방법으로 쉽게 개선할 수 있다.

어떠한 시력 개선 훈련도 만능은 아니다

안축장이 늘어난 근시인지, 근육 피로로 인한 가성 근시인지에 따라 시력 개선 훈련의 효과에 대한 설명도 조금 달라진다. 예를 들어, 천원숍에서 판매하는 시력 개선 안경으로 개선할 수 있는 근시는 가성 근시뿐이다. 즉, 일시적으로 강해진 근시만 개선할 수 있다. 착용하자마자 바로 효과를 느낄 수 있는 대신 지속성은 없다. 근육의 피로와 함께 곧 다시 가성 근시로 돌아간다.

안축장이 늘어난 근시의 시력 개선 훈련으로는 '가보르 아이'를 추천한다. 가보르 아이는 2주에서 한 달 정도에 걸쳐 천천히 시력을 개선해 나가는 운동이다. 영구적이지는 않지만 6개월 정도 효과가 지속된다.

이처럼 '시력 개선'이라는 단어를 어떻게 받아들이느냐에 따라 다양한 경우를 상정할 수 있다. 이 단어의 의미를 명확히 정의한 후, 자신이 원하는 것이 무엇인지 생각해야 한다.

어떤 의학적인 방법도 만능은 아니다. '이 방법만 실천하면 다 낫는다'는 식의 광고 문구를 자주 볼 수 있는데, 정말 효과가 있는 방법은 어떤 것이든 제한적인 효과에 그칠 수밖에 없다.

올바른 지식이 있으면 '가능한 것'과 '불가능한 것'을 구분할 수 있다. 지나친 기대는 하지 말고, 그렇다고 모든 것을 포기하지도 말고, 자신의 눈을 위해 할 수 있는 행동을 가능한 많이 실천해 보자.

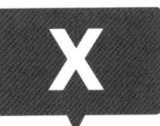

시력을 되찾기 위해 고민 없이
시력 회복 수술을 받는다

감염 위험과 나이를 고려하여
시력 회복 수술을 결정한다

시력 회복 수술의 선택지는 라식과 안내렌즈삽입술이 있다

시력(맨눈 시력)을 회복시키는 방법이라고 하면 시력 회복 수술, 구체적으로는 라식이나 안내렌즈삽입술을 떠올리는 사람이 많다. 수술을 받을지 말지 망설이는 사람 혹은 상당히 긍정적으로 검토하고 있는 사람도 있을 것이다.

시력 회복 수술에는 다음과 같은 방법이 있다. 첫 번째로, 라식은 각막을 조금 깎아내는 수술이다. 우리가 사물을 볼 수 있는 것은 안구 표면에 있는 각막에서 들어온 빛(사물의 모습을 반사하는 빛)이 수정체를 통과해 망막의 스크린에 상이 맺혀 비친 현상을 뇌가 이미지로 인식하기 때문이다.

그런데 근시는 안축장이 길어진 상태라서 각막에서 들어온 빛이 망막보다 앞쪽에 상이 맺힌다. 따라서 망막에는 초점이 나간 상이 맺히고, 이를 뇌가 인식한다. 이 현상이 '멀리 있는 것이 흐릿하게 보이는 현상'이다. 그래서 각막을 조금 깎아내어 각막에서 들어오는 빛의 굴절률을 변화시켜 망막에 정확히 초점이 맺히도록 조정하는 것이 라식이다.

두 번째로, 안내렌즈삽입술은 각막을 절개해 수정체 앞에 렌즈를 삽입하고 각막을 닫는 수술이다. 안내렌즈삽입술의 근본 원리는 안경이나 콘택트렌즈를 통한 시력교정술과 다르지 않다. 다만 그 시력 교정을 위한 렌즈를 안구 안에 설치하기 때문에 절개 수술이 되는 것이다.

수술의 방법을 알고 난 상태에서 다시 한번 생각해 보자. 안경이나 콘택트렌즈에서 해방될 것을 기대하며 '꼭 받고 싶다'는 사람도 있을 것이고, 안구에 메스를 사용하는 것은 상상만 해도 '무섭다'고 느끼는 사람도 있을 것이다.

시력 회복 수술의 위험과 단점을 이해해야 한다

안경을 쓰거나 콘택트렌즈를 착용하는 번거로움이 없어지는 것은 시력 회복 수술의 가장 큰 장점이다. 재난 상황이 닥쳤을 때도 안경이나 콘택트렌즈를 잃어버리는 걱정을 할 필요가 없다.

필자는 안과 의사로서 시력 회복 수술의 위험성과 단점에 대해서도 언급하지 않을 수 없다. 먼저 라식 수술에 대해 최근 가장 강하게 지적되고 있는 문제는 수술 후 안압이 '낮은 수치'로 나오기 쉽다는 점이다.

안압 검사는 녹내장 진단에 반드시 필요한 검사이다. 안압이 낮게 나와서 녹내장의 징후를 놓치고 상당히 진행된 후에야 치료에 어려움을 겪는 사례가 이미 보고되고 있고, 필자 역시도 그런 환자들을 많이 진료해왔다. 이러한 환자들은 하나같이 '시력이 좋아져서 방심하고 있었다'고 말했다.

라식이나 안내렌즈삽입술 모두 감염의 위험이 있지만, 감염이 발생했을 때의 심각성은 안내렌즈삽입술이 더 높다. 왜냐하면 각막을 깎아내는 라식의 경우 감염되더라도 각막(검은 눈) 부분만 감염되지만, 안내렌즈삽입술은 안구에 렌즈를 삽입하기 때문에 안구 전체가 감염될 수 있기 때문이다.

결코 간과하면 안 되는 점은 라식은 각막을 깎아내는 것이고, 안내렌즈삽입술은 수정체에 렌즈를 삽입하여 '망막에 초점을 맞출 수 있도록 조정하는 것'에 불과하다는 사실이다. 즉, 두 수술 모두 안축장이 길어진 '근시 안구' 자체는 변하지 않는다. 근시인 경우 녹내장, 백내장, 황반변성, 망막박리가 발생할 위험이 높아지는데, 이러한 위험은 라식이나 안내렌즈삽입술을 해도 전혀 줄어들지 않는다. 수술한 후에 '사물이 잘 보이게' 되었다고 해서 안과를 멀리하고 정기 검진을 받지 않으면 심각한 안구 질환을 조기에 발견할 수 있는 기회를 놓칠 수도 있다.

시력 회복 수술의 위험 요소 중에서 전반적으로 널리 알려진 요소는 아마 감염일 것이다. 그러나 **수술 후 환자의 의식 변화, '시력 회복 = 안구 문제가 모두 해결되었다'는 착각이 가장 큰 위험일지도 모른다. '수술 후 감염만 발생하지 않으면 괜찮다'는 생각은 올바르지 못하다.**

나이도 고려하는 것이 좋다

위의 내용을 참고하여 시력 회복 수술을 받고 싶다면, 다음으로 고려해야 할 사항은 '나이'다. 근시가 심한 사람은 먼 곳을 볼 때는 안경을 쓰고, 가까운 곳을 볼 때는 안경을 벗는다.

이런 사람이 수술을 받으면 어떻게 될까? 수술로 먼 곳은 맨눈으로 볼 수 있게 되더라도, 45세가 넘어 노안이 오면 가까운 곳을 볼 때 노안 안경이 필요하게 된다.

즉, 수술을 받아도 안경의 번거로움에서 벗어날 수 없다는 말이다. 단순히 안경을 쓸 때와 쓰지 않을 타이밍을 바꾸기 위해 위험을 무릅쓰고 수술을 받을 가치가 있는가라는 의문이 든다.

대부분 40대 중반부터 노안이 시작되는 것을 감안하면, 30대 후반~40대 후반에 가까운 나이에 수술을 받는 것은 신중하게 고려해야 한다.

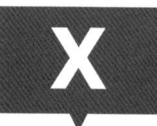

눈 훈련은 다양한 방법으로
하면 할수록 좋다

효과가 인정된 것은
가보르 아이뿐이다

핀홀 안경, 매직아이, 외안근 훈련 등의 눈 훈련을 하면 정말 효과가 있을까?

미세한 구멍이 뚫린 '핀홀 안경', 특수한 그림이나 사진을 보는 '매직아이', 안구를 움직이는 근육에 접근하는 '외안근 훈련' 등 시력 회복에 효과적이라고 알려진 방법은 여러 가지가 있다.

이러한 방법들이 정말로 효과가 있는지 궁금해할 수 있는데, **'가보르 아이'를 제외하고는 직접적으로 뚜렷한 효과가 입증된 방법은 없다.**

핀홀 안경은 간단하게 말해서 먼 곳이나 가까운 곳을 볼 때 스스로 초점을 맞추지 않아도 되는 안경이다. 핀홀 안경을 착용하는 동안 안구가 쉴 수 있기 때문에, 초점 조절 기능 장애로 근시가 심해진 경우나 섬모체근의 긴장으로 인한 가성 근시에는 즉각적인 효과를 볼 수 있다.

매직아이는 섬모체근을 쉬게 해주는 효과가 있다. 이러한 효과는 시력 회복으로 이어진다는 명분을 내세우고 있지만, 엄밀히 말하면 휴식 효과가 있는 정도에 불과하다. 시력 회복 효과가 있다고 보기는 어렵다.

외안근은 눈을 움직이는 근육인데, 이 근육을 아무리 단련해도 안축장의 길이는 변하지 않는다. 눈앞에 모기가 날아다니는 것처럼 무언가가 아른거리는 '비문증'이 있는 사람은 안구에 구멍이 생겼을 가능성이 있기 때문에, 안구를 움직이는 눈 훈련을 하면 망막박리가 발생할 위험이 있다. 비문증이 아니라면 외안근 훈련은 해롭지 않다.

다만, 어떤 효과가 나타난다고 해도 그것은 어디까지나 '눈을 움직이는 기능'의 향상일 뿐, 안축장의 길이가 '망막에 초점이 맞는 적당한 길이'로 바뀌는 것은 아니다. 애초에 시력은 쉽게 변하기 때문에, 임상실험을 어떻게 하느냐에 따라 얼마든지 '시력 회복 효과가 있는 것처럼 보이는 실례'를 수집할 수 있다.

하지만 완전한 거짓말이라고 말할 수는 없다. 꾸준히 실천하면 매직 아이의 이완 효과나 외안근 훈련이 '사물이 잘 보이는 것'으로 이어지기도 한다.

'바람이 불면 장사꾼이 돈을 번다'는 말처럼 간접적이고 불확실한 효과가 아닌 직접적인 인과관계로 시력 회복 효과가 입증된 방법은 뇌의 시각 영역에 작용하는 것으로 알려진 '가보르 아이'밖에 없다.

◌◌
가보르 아이로 시력 개선 효과를 기대할 수 있는 사람, 기대할 수 없는 사람

가보르 아이 역시 효과는 한정적이다. 0.1 이하의 시력을 가진 사람에게는 효과가 거의 나타나지 않으며, 0.1 이상의 시력을 가진 사람이라도 효과가 나타나는 경우는 70% 정도이다. 즉, 30%에게는 효과가 없는 것이다. 또한 효과에 대한 근거도 확실하지 않다. 시력 개선 훈련은 성인의 근시를 위한 것이므로 어린이는 주의가 필요하다.

아이들은 보통 만 3세 정도면 1.0에 가깝게 볼 수 있게 되지만, 간혹 안구 성장이 늦어지는 경우가 있다. 이를 '약시'라고 하는데, 약시는 어릴 때 어린이 전용 훈련용 안경을 사용하여 치료해야 한다.

12세 이전의 근시는 약시일 가능성도 고려해야 한다. 이를 간과하고 시력 개선 훈련을 진행하면 안구에 심각한 손상을 입힐 수 있기 때문이다. 어린이는 안과에서 진찰을 받고 신중하게 검토할 필요가 있다.

성인의 경우에도 시력 회복이 효과적인 경우와 그렇지 않은 경우가 있다. 맨눈 시력이 0.1 이상이고 안경이나 콘택트렌즈로 교정되는 경우라면, 단순히 맨눈 시력이 떨어진 것이므로 가보르 아이로 어느 정도 효과를 볼 수 있다. 반면에 안경이나 콘택트렌즈를 사용해도 시력이 교정되지 않는다면 근시 이외의 질환을 의심해 봐야 한다. 이 경우 맨눈 시력 검사 수치는 상관없다. 맨눈 시력이 0.9여도 안과 진찰을 통해 원인을 파악하고 그에 맞는 치료를 시작해야 한다.

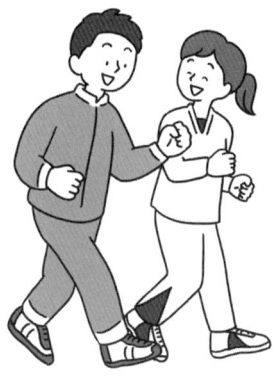

2장

눈 건강에 치명적인 습관

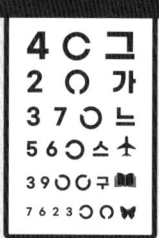

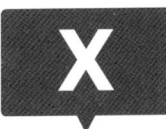

습관적으로 눈을 씻는다

눈에 이물질이 들어갔을 때만 씻는다

눈을 보호하는 소중한 눈물을 씻어낸다

예전에는 눈물을 '단순한 물'이라고 생각했다. 하지만 현재는 지질과 단백질 등 여러 가지 미량의 영양소로 구성되어 있다는 사실이 밝혀졌다. 그 복합적인 성분이 항상 안구를 얇게 덮어 보호하고 있는 것이다.

'습관적으로 눈을 씻는 행위'는 한마디로 안구를 보호하고 있는 눈물을 계속 씻어내는 것이다. 이 말만 봐도 '왠지 좋지 않은 행동'이라는 생각이 든다.

예전에는 눈을 씻는 행위를 권장하던 시절이 있었다. 수영장에 들어갔다 나온 경우, 즉 수영장에서 수영을 한 후에 수도꼭지의 방향이 위쪽을 향하는 세면대에서 눈을 씻었던 경험이 있을지도 모른다.

당시에는 수경을 착용하는 습관이 없었기 때문에 수영장에서 눈병에 걸리기 쉬웠다. 게다가 항생제가 들어간 안약이 개발된 것은 훨씬 후의 일이기 때문에 그때는 '감염되지 않는 것'이 최선책이었다. 이러한 이유가 '물놀이 후 눈 씻는 습관'으로 이어진 것이다.

옛날 의학은 감염, 상처와의 싸움이었다. 안과 역시 예외가 아니었고, 감염은 실명의 큰 원인이었다. 60대 이상의 사람이 '트라코마'라는 말을 들으면 '끔찍한 눈병'이라고 생각할 것이다. 이러한 상황에서 감염을 예방하기 위해 습관적으로 눈을 씻는 것도 일리가 있는 행동이었다. 실제로 옛날 안과 의사의 주요 처치가 눈 세척이었기 때문에 '눈 씻는 의사'라고 불릴 정도였다.

지금은 수영장에 들어가려면 필수로 수경을 착용해야 하며, 공중위생이 발달해 눈병에 걸릴 확률이 낮아졌다. 설령 눈병에 걸리더라도 항생제 안약을 넣으면 며칠 안에 낫는 경우가 대부분이다. 또한 앞서 언급했듯이 '눈물은 단순한 물이 아니라 다양한 물질로 구성된 복잡한 액체'라는 사실이 밝혀지면서 감염보다 눈의 피로나 안구건조증과 같은 만성적인 증상이 훨씬 더 심각한 문제로 대두되고 있다.

중요한 점은, 눈을 보호하고 눈 건강에 기여하는 눈물의 양과 질을 양호하게 유지하는 것이다. 감염성 질환으로 인한 실명 위험이 거의 희박해진 지금, 눈을 씻는 것은 오히려 소중한 눈물을 씻어내는 '눈에 좋지 않은 습관'이다.

유일하게 눈을 씻어야 하는 상황은 언제일까?

세상에는 '습관적으로 눈을 씻기 위한 상품'이 판매되고 있지만, 눈을 씻어야 하는 경우는 '눈에 이물질이 들어갔을 때'에만 해당된다.

속눈썹이나 먼지, 모래가 눈에 들어가거나 꽃가루가 많이 날리는 계절에는 눈이 건조해진다. 눈이 건조해지면 몸이 자연스럽게 반응하는데, 눈을 깜빡여 눈물을 흐르게 만든다. 이때, 눈물이 나도 이물감이 남아있을 때만 눈을 씻는다. **눈을 씻을 때는 아주 약하게 흐르는 물에 부드럽게 씻어내거나 손바닥에 물이 고인 상태에서 눈을 몇 번 깜빡이면 된다.**

시중에 판매되는 눈 세안액을 사용할 때에는 두 가지 사항을 주의해야 한다.

첫 번째로 **'방부제가 없는 제품'을 사용해야 한다.** 방부제는 안구를 손상시킬 우려가 있다. 방부제를 사용하는 제품이 대부분일 수도 있지만, 성분표에 '식염수'라고만 기재되어 있는 제품이라면 문제없다.

두 번째로 **세안액과 함께 동봉된 컵은 사용할 때마다 항상 깨끗이 씻어야 한다.** 사용한 컵에는 당연히 눈의 세균이 묻어 있다. 그대로 두면 세균이 번식한 컵으로 또 다시 눈을 씻어야 하는 상황이 발생한다.

중요한 점은 습관적으로 눈을 씻는 것은 절대 금물이다. 어디까지나 눈을 씻는 행동은 '눈에 이물질이 들어갔을 때 뿐'이라는 사실을 기억하길 바란다.

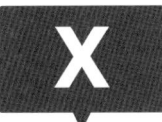 안약을 넣은 후 눈을 깜빡인다

 안약을 넣은 후 잠시 눈을 감는다

점안 직후에는 잠시 눈을 감는 것이 가장 좋다

안약은 점안 직후 천천히 눈에 스며들어 약효를 발휘한다. 점안한 후에 눈을 깜빡이면 눈물과 함께 코에서 입으로 빠져나가는 흐름을 촉진하게 된다. 즉, 약효 성분이 눈에 퍼지기 전에 아래로 흘러내려 약효가 반감되는 것이다. 약물이 눈에 퍼지지 않고 체내로 흘러 들어가면, 녹내장 안약의 경우 심장 맥박에 영향을 미치거나 천식 등의 기침 증상을 악화시키고, 평상시에 졸음을 유발할 위험이 높아진다. 그뿐만 아니라 코에서 입으로 흘러 들어가면서 가래가 나오거나 쓴맛을 느낄 수도 있다.

점안 후 눈을 조금씩 움직이는 것도 좋지 않다. 눈을 움직이면 약효 성분이 전체적으로 균일하게 퍼질 것 같지만, 이는 잘못된 생각이다. 또한 점안 후 티슈로 눈두덩이를 누르는 행위도 피해야 한다. 그 이유는 아주 간단한데, 티슈로 눈두덩이를 누르면 눈에 넣은 안약을 빨아들이기 때문이다. 물론 눈에서 흘러나온 안약을 닦아내는 것은 문제되지 않는다.

가장 좋은 방법은 점안 후 부드럽게 눈을 감고 안약이 눈에 균일하게 퍼지도록 눈두덩이를 가볍게 눌러주는 것이다. 필자의 연구팀에서 진행한 임상 실험에서도 점안 후 눈두덩이를 누른 그룹과 누르지 않은 그룹을 비교한 결과, 전자 그룹에서 약효가 두 배나 더 높게 나타났다는 결과가 나왔다.

안약이 눈에서 흘러나오는 게 걱정된다면 그럴 필요가 없다. 애초에 안약 한 방울은 적절한 용량으로 조절되어 있기 때문에 약간 흘러나와도 괜찮다. 눈에 제대로 들어가면 추가로 점안할 필요가 없다.

안약을 언제, 어디에, 얼마나 넣어야 하는지 정확하게 알아야 한다

마지막으로 안약에 대한 몇 가지 궁금증과 오해를 짚고 넘어가자.

종종 "안약은 눈의 어느 부위에 넣어야 하나요?"라는 질문을 받는데, 그런 세세한 것까지 신경 쓸 필요는 없다. 검은자위에 넣든 흰자위에 넣든, 앞서 설명한 방법으로 적절히 점안하면 한 방울만으로도 눈 전체에 골고루 퍼진다.

안약을 넣는 시간을 의식할 수 있다면 '아침 일찍'이 가장 좋다.

참고로 예전에는 '자기 전에 안약을 넣으면 안 된다'는 말이 있었지만 지금은 다르다. 옛날 안약에는 소량의 수은 성분이 방부제로 사용되었다. 눈물은 눈을 깜빡일 때 분비되기 때문에 잠자는 동안에는 분비되지 않는다. 자기 전에 안약을 넣으면 수은 성분이 눈물로 흐르지 않고 눈에 스며들어 다음날 아침 눈이 아픈 경우가 있었다. 그래서 잠자기 전에 안약을 넣지 말라는 말이 있었던 것이다.

현재의 안약에는 수은이 들어있지 않다. 그래서 밤에 안약을 넣어도 문제가 없지만, 아침에 점안하면 약효가 더 잘 나타난다. 앞서 말했듯이 잠자는 동안에는 눈물이 분비되지 않기 때문에 아침에 눈을 떴을 때 의외로 눈이 건조하다. 눈을 감고 있는 동안은 계속 촉촉할 것 같지만, 사실은 그렇지 않다.

일어나는 순간 왠지 눈이 따끔거리고 눈을 뜨기 어려운 느낌이 들었던 적은 없는가? 이것이 바로 '안구건조증'의 신호이다.

안구건조증이 있는 사람은 머리맡에 안약을 두고, 일어나자마자 넣는 습관을 들이는 것이 좋다. 아침에 안약을 넣으면 눈이 맑아지고, 상쾌한 기분으로 하루를 시작할 수 있다는 장점도 있다.

안약 점안을 잊어버릴까 봐 걱정된다면, 일상적인 동작과 세트로 해보자. 예를 들어 '양치질을 하면 안약을 넣는다', '식후에 안약을 넣는다'와 같이 정한다. 안과에서 처방받는 안약은 '1일 3회' 등 하루에 여러 번 넣도록 처방하는 경우가 많다. 그런데 안약은 다른 약보다 경시되는 경향이 있다. 내복약이라면 '1일 3회'를 지킬 수 있지만, 안약은 잊어버린다는 이야기를 자주 듣는다. 물론 위장관에 영향을 미치는 내복약처럼 '식전', '식후', '식중'이라는 구분이 없기 때문에, **만약 안약 점안을 잊어버렸다고 해도 생각났을 때 넣으면 된다.**

하지만 그렇게 하면 계속 잊어버리기 쉬워 결국 약효가 떨어진다. 안약은 언제 넣어도 상관없지만, 넣는 타이밍을 확실히 정해 놓으면 더 안심된다.

두 종류 이상의 안약을 처방받은 경우, 점안 시기는 동일해도 괜찮지만 각 안약을 점안할 때 5분 정도 시간차를 두는 것이 좋다. 그리고 질감이 묽은 안약과 걸쭉한 안약을 처방받았다면, 묽은 안약을 먼저 넣는 것이 좋다.

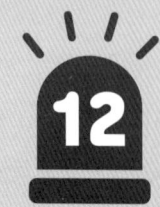

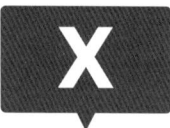
눈이 충혈되면 충혈 완화 안약을 사용한다

눈이 충혈되어도 충혈 완화 안약을 자주 사용하지 않는다

충혈 완화 안약은 '충혈의 근본 원인'을 해결하지 못한다

시판되는 약 중에는 '충혈 완화'를 표방하는 안약이 여러 종류가 있다. 카메라에 자주 노출되거나 사람을 가까이 대하는 직업에 종사하는 사람들이 종종 유용하게 쓰는 것 같지만, 안과 의사로서 충혈 완화 안약의 과다한 사용은 권장하지 않는다.

이유는 간단하다. 보이는 충혈을 해소한다고 해서 충혈의 원인이 제거되지 않는다. 그렇다면 왜 눈이 충혈되는 것일까? 잠을 못 자거나 울고 나면 눈이 충혈된다. 안구건조증이나 알레르기로 인해 충혈되는 경우도 많다. 충혈 완화 안약을 사용하면 충혈의 근본적인 원인에 접근하지 않고 표면적인 충혈만 해소하는 것이다.

즉, 충혈 완화 안약은 대증요법일 뿐이다. 충혈의 근본적인 원인은 여전히 남아 있다. 원인을 해결하지 않고 표면적으로만 해소하기 때문에 안구건조증이나 알레르기 증상을 악화시키고, 더 심각한 안구질환으로 발전할 가능성이 있다.

충혈 완화 안약을 사용하는 것이 습관이 되면 '안 쓰면 충혈 → 더 자주 사용 → 근본적인 원인 방치 → 증상 악화'의 악순환에 빠지게 된다. 절대 사용하지 말라는 말은 아니지만, 상습적인 사용은 피하는 것이 좋다. 배우나 모델 등 이 분야에서 오래 활동하는 사람들을 촬영 현장에서 만날 때가 있는데, 카메라에 자주 노출되는 사람들도 '충혈 완화 안약은 사용하지 않는다'고 말한다.

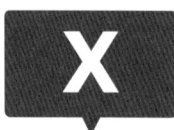

구입한 지 한 달이 넘은 안약을 사용하고 있다

안약이 남아있어도 한 달이 지나면 교체한다

오래된 안약은 '세균 배양액'으로 변질되고 있다

안약 용기를 누르면 한 방울의 약액이 떨어진다. 이때 안약 용기 안은 일시적으로 음압이 된다. 스포이드를 떠올리면 이해하기 쉬운데, 손의 압력을 풀면 안쪽으로 빨아들이는 힘이 작용한다.

안약 용기는 외부로부터 불순물이 유입되기 쉬워 내부에서 세균이 번식할 가능성이 있다. 이쯤 되면 같은 안약을 몇 달 동안 계속 사용하는 행동이 얼마나 위험한지 짐작할 수 있을 것이다.

개봉한 후 처음 사용한 지 한 달 이상 지난 안약을 사용하는 것은 마치 세균을 눈에 넣는 것과 같다고 해도 과언이 아니다. 한 번이라도 입에 대고 마신 지 한 달이 지난 페트병 음료는 아무도 마시지 않는다. 이론적으로는 이와 동일하다.

'오래된 안약은 감염의 원흉'이라는 말을 명심하고, 약액이 남아 있더라도 한 달이 지나면 주저 없이 교체하는 것이 좋다. 애초에 안약의 용량은 '한 달에 다 쓸 수 있는 양'이 아닌, '교체할 때 남는 것이 보통'인 양으로 되어 있다.

그리고 가급적 안약의 용기에 불순물이 들어가지 않도록 신경써야 한다. **가장 주의해야 할 시점은 안약 용기가 음압이 되는 순간, 즉 안약을 넣는 순간이다. 확실하게 점안하려고 눈에 닿을 정도로 안약 용기를 가까이 대고 넣는 사람들이 있는데, 눈은 무균 상태가 아니**

2장 눈 건강에 치명적인 습관

다. 세균이 침투하지 않도록 최소 1cm 이상 떨어진 위치에서 점안하는 것이 좋다.

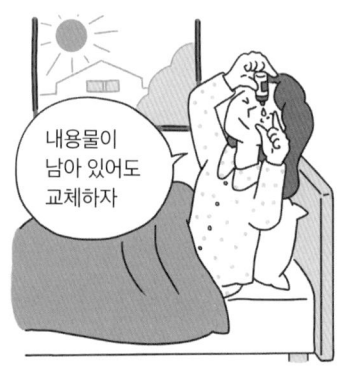

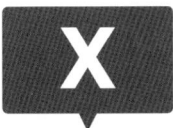 안구건조증을 해소하는 최선의 방법은 안약이다

 안구건조증을 해소하는 최선의 방법은 눈물의 질을 높이는 것이다

안약만으로 안구건조증을 해결하는 것은 불가능하다

안구건조증이 심한 사람은 안약을 자주 넣고 싶을 것이다. 안구건조증용 안약은 안구건조증 해소의 효과적인 방법 중 하나이다. 그러나 안약이 '최선의 방법'이냐고 묻는다면, 그렇지 않다고 할 수 있다.

안약이 안구건조증에 대한 최선의 해결책이 아닌 이유는 두 가지가 있다.

첫 번째는 시중에서 판매되는 안약의 효과 지속 시간이 기껏해야 30초 정도이기 때문이다. 즉, 안약만으로 안구건조증을 개선하려면 30초마다 안약을 계속 점안해야 한다. 이는 현실적으로 불가능하다. 게다가 방부제가 들어간 안약이라면 30초마다 약액과 함께 방부제까지 눈에 점안하게 되므로 오히려 손상을 입을 수 있다. 안약의 적절한 사용량이 '하루 4~6회'로 규정되어 있는 것은 바로 이 때문이다.

안구건조증의 해결 방안으로 안약을 사용하고 싶다면 시중에서 파는 안약을 사지 말고 안과에서 처방을 받는 것을 추천한다.

시중에 판매되는 안약 중에는 '안구건조증에 효과적'이라고 광고하는 제품이 있는데, 성분을 보면 큰 효과를 기대할 수 없다. 효과가 없는 안약을 자주 점안하는 것보다 효과가 있는 안약을 적절히 사용하는 것이 증상 개선에 효과적인 가장 빠른 지름길이다.

양보다 중요한 눈물의 질을 높이는 방법

안약이 안구건조증 해소의 최선책이 아닌 두 번째 이유는, 안구건조증의 원인은 눈물의 '양'보다 '질'에 있기 때문이다. 안구건조증은 건조한 눈, 즉 눈물이 눈을 충분히 적시지 못하는 증상이지만 눈물의 '양'에 문제가 있는 경우는 많게 잡아도 10% 정도일 것이다.

눈물은 단순한 물이 아니라 지질과 단백질 등 여러 성분의 복합체이다. 그중에서도 대표적인 성분은 기름 성분과 뮤신이라는 점성 당단백질이다. 뮤신은 오크라, 참마 등 끈적끈적한 식품에 많이 함유되어 있다.

정리하여 말하면, 눈을 촉촉하게 적시는 눈물은 '끈적끈적한 기름막'인 것이 이상적이며, 이러한 성분이 부족할수록 눈이 건조해져 안구건조증에 걸리기 쉽다.

보다 질 좋은 눈물을 분비할 수 있는 해답은 작은 습관에 있다. **우선 눈 주위를 따뜻하게 한다. 이러한 방법으로 안구의 혈액 순환을 원활하게 하고 '안구의 냉증'을 개선하면 눈물의 질이 좋아질 수 있다.**

앞서 뮤신이 오크라와 참마에 많이 들어있다고 했는데, 이것들로 뮤신을 섭취한다고 해서 눈물의 뮤신이 늘어나지는 않는다. 반면 '락토페린'이라는 당단백질은 눈물의 질을 개선하는 데 효과적이라고 알려져 있다. 락토페린은 요구르트에 함유되어 있는 제품도 있고,

보충제로 섭취할 수도 있다.

눈물의 유분을 보충하기 위해서는 적당량의 지질을 섭취하는 식습관도 중요하다. 다이어트를 위해 지나치게 지질을 줄이는 것은 몸 전체의 건강을 위해서도 좋지 않다.

특히 DHA(도코사헥사엔산)와 EPA(에이코사펜타엔산)를 함유한 생선 지방은 눈물의 질을 개선하는 데 효과적이라고 알려져 있다. 이처럼 눈물의 질을 개선하려면 정크푸드에 포함되어 있는 지방이 아닌 양질의 지방을 섭취할 수 있도록 매일 노력해야 한다. 안과에서 처방하는 안약에는 뮤신을 보충해 주는 안약도 있다. 시중에서 판매하는 안약이 효과가 없다면 빨리 안과에서 치료를 받아야 한다.

현대인의 80%가 안구건조증이다

컴퓨터나 스마트폰 등 디지털 기기를 사용하는 사람의 80%가 안구건조증에 걸린다는 연구 결과가 있다. 그 이유는 디지털 기기를 보는 동안에는 눈을 깜빡이는 횟수가 줄어들기 때문이다.

디지털 기기의 화면은 미세하게 움직이는 강한 빛을 발산한다. 디지털 기기를 사용하는 동안 인간은 무의식적으로 '움직이는 빛을 열심히 눈으로 쫓는 상태'가 된다.

움직이는 물체를 눈으로 쫓다 보면 자연히 눈을 깜빡이는 횟수가 줄어들 수밖에 없다. 디지털 기기를 사용하는 동안 적어진 눈 깜빡임이 눈물의 질을 떨어뜨려 안구건조증을 유발하는 것이다.

이와 더불어, 현대인은 스트레스가 많아 교감신경이 과도하게 우세한 상태가 지속되기 쉽다는 점도 한몫한다. 이 상태가 지속되면 혈관이 수축한다. 눈에도 무수히 많은 모세혈관이 있는데, 교감신경이 우세하면 눈의 혈액 순환이 나빠지게 된다. 이것이 앞서 언급한 '안구 냉증'의 원인이며, 이 때문에 눈물의 질이 저하된다.

이처럼 현대인은 '디지털 기기의 과다 사용으로 눈 깜빡임이 적어지는 경향이 있다', '다양한 스트레스 상황에서 교감신경이 우세해져 안구의 혈액 순환이 잘 안된다'와 같은 복합적인 이유로 안구건조증에 걸리기 쉽다. 그렇다고 디지털 기기를 전혀 사용하지 않는 것도, 스트레스를 제로로 만드는 것도 쉽지 않을 것이다. 앞서 언급한 내용처럼 사소한 습관으로 눈물의 질을 높여야 한다.

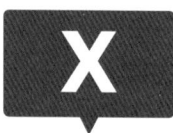

콘택트렌즈 관리는 원스텝으로 충분하다

콘택트렌즈는 규칙에 따라 관리하고, 케이스를 청결하게 유지해야 한다

번거롭더라도 기존의 '열 소독→단백질 제거' 관리가 더 낫다

콘택트렌즈 관리에서 가장 주의해야 할 점은 바로 '원스텝' 관리다.

소프트 콘택트렌즈의 관리는 이전에는 '열 소독(케이스에 식염수와 렌즈를 넣고 끓는 물에서 10~20분간 중탕하는 방법) → 단백질 제거제로 세척 → 보관액을 넣은 케이스에 보관'이라는 번거로운 과정을 거쳐야 했다. 그래서 등장한 것이 세척액과 보존액을 표방했지만 원스텝으로 관리할 수 있는 세척보존액이다. 세척보존액은 원스텝이라는 말 그대로, 액제가 들어 있는 케이스에 콘택트렌즈를 넣기만 하면 관리할 수 있는, 기존의 번거로움을 없앤 획기적인 제품이었다.

그러나 한 가지 단점이 있는데, 이 제품으로는 '가시아메바'라는 균을 살균할 수 없다. 이 균은 쓱쓱 씻으면 제거할 수 있는데, 아마도 제조사는 그렇게 열심히 씻은 렌즈를 제출해 승인을 받았을 것이다.

그러나 일반 사용자들은 꼼꼼하게 세척하지 않는다. 완전히 살균이 된 줄 알고 '가시아메바가 증식한 소프트 콘택트렌즈'를 착용하는 사람이 매우 많다. 실제로 이 제품이 출시된 이후 가시아메바 감염 사례가 증가하고 있다.

2주용 콘택트렌즈나 일회용이 아닌 소프트 콘택트렌즈를 사용한다면, 번거롭더라도 기존의 방법으로 관리하는 것이 더 안전하다.

콘택트렌즈 케이스는 깨끗하게 세척하고, 주기적으로 교체한다

콘택트렌즈는 올바른 사용법만 잘 지키면 위험하지 않다. 예를 들어 '1일용'은 하루 착용 후 버리는 것이 좋다. 또한 '2주용'은 일회용이 아니라 한 번 사용한 것을 다시 착용하게 되므로 필수로 잘 관리해야 한다.

실제로 콘택트렌즈를 사용하다가 심각한 안구 감염을 일으킨 사람 중 2주용 렌즈 착용자 가장 많다고 한다. 이는 2주용 콘택트렌즈가 일회용 콘택트렌즈만큼 간편하지 않고, 꼼꼼한 관리가 필요한데도 불구하고 제대로 관리하지 않았기 때문이다. 게다가 '2주 동안만 사용하는 렌즈'를 전제로 만들어진 제품이기 때문에 2주 사용 후 버려야 하는데, 기한이 지나도 계속 사용하는 사람이 많다. 실제로 일회용 콘택트렌즈를 써서 하루 만에 감염되는 사람은 경증으로 끝나는 경우가 많고, 일회용을 오래 사용하는 사람은 적기 때문에 중증으로 발전하는 경우는 2주용이 더 많다.

관리라고 하면 가장 먼저 떠오르는 것은 '콘택트렌즈를 깨끗이 세척하는 것'이다. 물론 콘택트렌즈 세척은 매우 중요하지만, 의외의 맹점은 '콘택트렌즈를 넣는 케이스'다. 케이스가 더러우면 아무리 콘택트렌즈를 깨끗이 세척해도 렌즈를 케이스에 넣는 순간 세균이 증식한다. 보통 착용 전에는 콘택트렌즈를 세척하지 않기 때문에 세균이 묻은 콘택트렌즈를 눈에 삽입한다. 이러한 이유가 감염증의 원인이 되는 것이다.

필자는 콘택트렌즈가 원인이라고 생각되는 감염 환자들에게 반드시 "케이스도 가져 오세요"라고 말한다. 그 케이스를 배양해서 현미경으로 보면 대부분 세균이 잔뜩 묻어 있는 경우가 많다. 볼 때마다 매번 소름이 끼친다.

'콘택트렌즈 관리'는 '콘택트렌즈를 깨끗이 세척하는 것 + 케이스를 항상 깨끗하게 유지하는 것(주기적으로 교체하는 것)'을 의미한다. 이렇게 올바른 인식 하에 2주용 콘택트렌즈를 2주만 사용한다면 아무런 위험이 없다.

혹자 중에도 2주가 지났는데 사용하는 사람이 분명히 있을 것이다. 그러나 이 기간이 지나면 절대 사용하지 말아야 한다. 아직 쓸 만해 보이는 렌즈를 교체하는 것이 아깝다고 생각하겠지만, 실제로는 매우 위험하다.

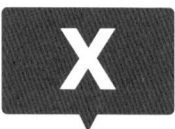

서클 또는 컬러 콘택트렌즈를 매일 사용한다

모든 콘택트렌즈는 필요할 때만 사용한다

'눈의 산소 부족 상태'로 인해 검은자위가 작아질 수 있다

검은자위를 크게 보이게 해주는 서클 콘택트렌즈나 색을 바꾸는 컬러 콘택트렌즈를 사용하는 사람들이 있다. 자신을 꾸미는 것은 개인의 취향이지만, 이러한 콘택트렌즈는 산소 투과율이 낮다는 사실을 모르고 착용하면 좋지 않은 결과를 초래할 수 있다.

콘택트렌즈의 산소 투과율이 낮다는 것은 착용하는 동안 렌즈에 덮여 있는 검은자위가 계속 '산소 결핍 상태'가 된다는 뜻이다. 그러면 산소를 공급하기 위해 흰자위에서 검은자위로 혈관이 들어오게 되고, 그로 인해 검은자위가 작아 보일 수 있다.

검은자위를 크게 보이게 하기 위해 서클 콘택트렌즈를 사용하거나, 원하는 색으로 보이게 하기 위해 컬러 콘택트렌즈를 사용하면 오히려 검은자위가 작아질 수 있다. 문제는 이 위험을 어떻게 받아들일 것인가이다. 무엇을 선택할지는 개인의 자유지만, 이러한 위험을 알고 선택하는 것과 모르는 상태에서 '예쁘다'는 이유로 선택하는 것은 큰 차이가 있다.

속눈썹 연장도 계속 붙이고 있으면 원래의 속눈썹이 빠져서 숱이 적어진다. 그래서 한 번 속눈썹 연장을 하게 되면, 풍성한 속눈썹처럼 보이기 위해 계속 붙이고 있어야 한다.

서클 콘택트렌즈나 컬러 콘택트렌즈도 마찬가지다. 위험을 알고 있다면, 위험을 피하기 위해 필요할 때만 사용하는 선택을 할 수도 있다. 이러한 위험을 모르고 사용하다가 검은자위가 작아졌을 때 '미리 알았더라면 사용하지 않았을 텐데'라고 생각하며 후회할 것이다. 올바른 지식을 바탕으로 선택해야 한다.

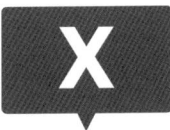
눈이 가려울 때는 눈을 문지른다

눈이 가려울 때는 안약을 넣거나 눈가를 시원하게 해준다

안구 질환 발병의 가장 큰 위험 요소는 자기 자신?

눈을 비비는 행동이 좋은 일이라고 생각하는 사람은 아무도 없다. 그러나 얼마나 안 좋은 행위인지에 대해서는 안과 의사와 일반인 사이에 인식의 차이를 느낀다. 눈을 문지르는 행위 정도는 아무것도 아니라고 생각한다면 큰 오산이다. 눈을 자주 문지르면 망막박리, 백내장 등 심각한 안구 질환의 발병 위험이 높아질 수 있다.

눈은 매우 연약하지만 두개골의 단단한 뼈로 둘러싸여 있다. 예를 들어, 넘어지거나 공이 얼굴에 부딪히는 등의 외부 충격은 의외로 잘 보호된다. 눈에 가장 큰 손상을 입힐 수 있는 것은 바로 '눈 비비기'라는 스스로의 행동이다.

세안할 때 눈꺼풀 부위는 세게 문지르면 안 된다. 비누의 유분이 먼지를 흡착하여 제거하기 때문에 애초에 세게 문지를 필요가 없다. 눈꺼풀뿐만 아니라 얼굴 전체를 문지르지 않는 것이 좋다는 사실을 기억하자. 거품으로 부드럽게 감싸듯이 씻어내면 된다. 물론 먼지를 깨끗이 씻어내는 것은 눈 건강을 위해서도 중요하다.

화장을 짙게 하는 사람은 특히 주의해야 한다. 보통 눈을 감고 세안하는 경우가 많은데, 눈을 강하게 감고 세안을 하면 눈가에 파운데이션이나 아이 메이크업 성분이 남아 있을 수 있다.

남아 있는 화장품의 유분을 영양분으로 삼아 데모덱스 같은 속눈썹

진드기가 번식하면, 눈가에 염증을 일으켜 가려움증이 생기거나 속눈썹이 짧아진다. 메이크업을 지울 때는 먼저 일반 메이크업 리무버로 세안한 후 면봉 같은 도구로 눈가를 부드럽게 닦아내어 파운데이션이나 아이 메이크업을 꼼꼼히 지워야 한다. 눈가 전용 아이 리무버를 사용하는 것도 추천한다.

평소 메이크업을 꼼꼼히 하는 환자들 중에는 아이라이너 성분이 눈에 들어간 경우도 적지 않게 볼 수 있다. 자각하지 못할 뿐, 이물질이 눈의 충혈과 가려움증을 유발하고 있는 것이다. 속눈썹 안쪽 눈가에는 '마이봄샘'이라는 눈물 분비샘이 있다. 여기에 아이라이너가 들어가면 분비샘이 막혀서 눈물 분비가 감소해 안구건조증과 충혈을 유발할 수 있다.

눈이 가려울 때 대처하는 방법

눈이 가렵다면 안약을 넣거나 차가운 수건 등으로 눈 주위를 식혀준다. 안약을 사용한다면 시중에서 판매하는 안약보다 안과에서 처방한 알레르기용(가려움증 완화제 포함) 안약을 사용하는 것이 좋다. 시판되는 안약 중에도 알레르기용 안약을 표방한 제품이 있으나 처방약보다 성분이 약하다.

눈을 차갑게 해도 되는지 의문이 들 수도 있는데, 이는 때에 따라 다르다. 혈류를 촉진하고 싶을 때는 눈을 따뜻하게 하고, 억제하고 싶을 때는 눈을 차갑게 한다.

눈의 피로(눈의 피로로 인한 전신 증상)나 안구건조증 같은 만성적인 증상은 혈류가 촉진되면 완화될 가능성이 높기 때문에 눈을 따뜻하게 해주면 도움이 된다. 반면 눈의 가려움증은 염증이 발생했다는 신호이므로, 일시적으로 혈류를 억제하고 염증 반응을 멈추게 하기 위해 눈을 식혀주는 것이 좋다.

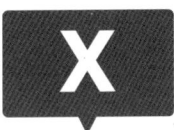
3년 이상 같은 선글라스를 사용한다

선글라스는 2년에 한 번 점검한다

눈을 무방비 상태로 두는 것은 '장기를 화염에 노출시키는 것'과 같다

사람들은 피부의 자외선 차단에는 노력을 기울이면서 눈의 자외선 차단에는 무관심하다. 그 이유는 그럴 필요가 없다고 생각하기 때문이다. 그렇게 생각하는 사람은 각종 안구 질환에 걸릴 위험을 스스로 높이고 있는 것이다. 살면서 가능한 오랫동안 눈 건강을 유지하고 싶다면 눈의 자외선 차단도 '절대적으로' 필요하다고 생각해야 한다.

눈은 우리 몸에서 유일하게 '외부에 노출되어 있는 장기'이다. 장기는 단단한 뼈와 두툼한 근육, 지방 그리고 피부라는 다층 구조로 보호받고 있지만, 눈은 외부에서 빛을 받아들여야 하기 때문에 노출되어 있다. 이러한 인식이 부족한 사람들이 너무 많다.

자외선은 눈에 보이지 않고, 쬐어도 크게 아프지 않다. 피부는 햇볕에 그을리면 눈에 띄게 변화하지만, 눈은 눈에 띄는 변화가 잘 일어나지 않는다. 그렇기 때문에 자외선 때문에 눈이 손상된다는 사실을 쉽게 떠올리지 못하는 것도 이해가 된다.

그러나 그 사이에도 눈은 자외선에 의한 손상을 입고 있다. 자외선 때문에 손상을 입으면 흰자위가 노랗게 변하는 외관상의 변화부터 시력 저하, 백내장, 녹내장 등 심각한 안구 질환으로 이어질 수 있다.

투명한 렌즈도 자외선을 차단할 수 있다

자외선으로부터 눈을 보호할 수 있는 몇 가지 방법을 알아보자.

자외선 차단의 한 방법으로 많은 사람들이 선글라스를 떠올릴 것이다. '선글라스'라고 하면 '업무상 선글라스를 착용할 수 없다'는 의견이 나올 수도 있기 때문에 '자외선 차단 기능이 있는 안경'이라고 말하는 것이 더 좋겠다.

짙은 색의 렌즈가 있어야만 자외선을 차단할 수 있는 것은 아니다. 겉보기에는 일반 렌즈와 전혀 다르지 않은 투명 렌즈도 자외선 차단 기능이 있는 제품이 있는데, 안경점에서 구매할 수 있다.

참고로 컬러 렌즈는 가시광선(눈에 보이는 광선)도 차단할 수 있지만, 가시광선의 에너지는 자외선에 비해 그 영향이 극히 미미하다. 눈 건강을 위해 신경 써야 할 정도는 아니다.

필자는 '자외선 차단에 가장 좋은 선글라스는 어떤 색상인가요?'라는 질문을 많이 받는데, 여기까지 읽었다면 대답을 추측할 수 있을 것이다. '어떤 색이든 자신의 취향과 용도에 따라 선택하면 됩니다'라는 대답이 정답이다.

2년마다 렌즈를 점검한다

선글라스든 자외선 차단 기능이 있는 안경이든 일종의 유효기간이 있다.

원래 안경의 도수 점검 시기는 '2년에 한 번'이다. 이는 자외선 차단 기능이 있는 안경, 선글라스의 자외선 차단 효과의 점검 시기와 동일하다고 생각하면 된다.

자외선 차단용 렌즈는 자외선을 차단하는 타입과 자외선을 흡수하는 타입이 있는데, 자외선을 흡수하는 타입의 렌즈는 시간이 지나고 자외선에 노출될수록 효과가 떨어진다. 일반 안경도 2년 정도 지나면 표면 코팅이 벗겨지거나 성능이 떨어지기 때문에 2년에 한 번씩 점검을 받는 것이 좋다.

특히 짙은 색의 선글라스는 주의해야 한다. 자외선을 흡수하는 것은 선글라스의 '색'이 아니라 '가공'이다. 색이 짙은 선글라스가 왠지 자외선 차단력이 강할 것 같지만, 색은 전혀 상관없다.

그렇다면 선글라스를 구입한 지 몇 년이 지나 자외선을 흡수하는 가공이 희미해진 상태에서 짙은 색의 선글라스를 착용하면 눈에 어떤 영향을 미칠까? 어두운 곳에 있으면 눈의 동공은 더 많은 빛을 받아들일 수 있도록 확장된다. 짙은 색의 선글라스를 착용하면 밝은 곳에 있어도 어두운 곳에 있을 때와 비슷한 눈의 상태가 된다. 그러나 선글라스의 자외선 흡수 가공이 약해져 있다면, 눈의 동공이 확장된 부분에 자외선이 들어오게 된다.

따라서 **자외선 흡수 가공이 약해진 짙은 색의 선글라스를 끼고 햇볕을 쬐면 오히려 선글라스 없이 햇볕을 쬐었을 때보다 눈에 더 심한 손상을 입을 수 있다.**

선글라스나 자외선 차단용 안경의 보관 환경도 중요하다. 자외선을 흡수하는 가공은 자외선에 노출될 때마다 약해지기 때문에, 사용하지 않을 때는 햇볕에 노출되지 않도록 케이스에 넣어 보관하는 것이 좋다.

자외선 차단 기능이 있는 콘택트렌즈도 있다

요즘은 자외선 차단 기능이 있는 콘택트렌즈를 흔하게 볼 수 있다. 콘택트렌즈로 가려지는 것은 검은자위뿐이지만, 흰자위의 자외선 손상은 안구 질환과 큰 관련이 없다. 녹내장 같은 질환을 예방하고 눈 건강을 유지한다는 의미에서는 자외선 차단 콘택트렌즈도 괜찮다.

그러나 흰자위의 변색을 피하고 싶다면 콘택트렌즈만으로는 충분하지 않다. 야외에서는 선글라스를 착용하거나 모자(챙이 넓은 모자, 야구모자 등)나 양산을 쓰는 등 일반적인 방법도 눈의 자외선을 차단하는 데 도움이 된다.

자외선의 영향은 제로가 될 수 없기 때문에 아기처럼 새하얀 흰자위를 되찾는 것은 불가능하다. 하지만 세포가 대사회전하여 피부가 주기적으로 재생되는 것처럼 흰자위도 주기적으로 재생된다. 지금부터라도 미리 대책을 세운다면 변색의 진행을 늦출 수 있다.

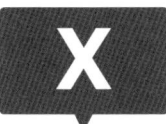

물을 한 번에 마신다

물은 조금씩 나눠 마신다

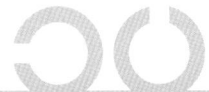

장난으로도 안압을 높이는 행동은 삼가는 것이 좋다

회사 건강검진 등으로 인해 안과 검진을 받으러 가면 시력 검사와 함께 반드시 안압을 측정한다. 그러나 그 의미를 잘 모르는 사람이 대부분이다. 안압 측정이란 공기를 가볍게 넣어 '안구의 압력'을 측정하여 '안구의 경도'를 알아보는 검사이다.

이 검사가 중요한 이유는 **안압이 높으면, 즉 안구가 딱딱하면 실명 원인 1위인 녹내장 위험이 높아지기 때문**이다. 최근에는 안압이 높을수록 근시가 진행되기 쉽다는 상관관계도 지적되고 있다.

여기서 알 수 있는 내용은 안압이 높아지는 행동은 가급적 피하는 것이 좋다는 사실이다. 일상생활에도 우리가 모르는 사이에 안압을 높이는 행동이 꽤 많이 숨어 있다.

그 첫 번째가 바로 '물 한 모금 마시기'다. 수분 보충은 눈 건강에 중요하지만, 땀을 흘리거나 탈수 증상이 있을 때를 제외하고는 물을 한 번에 마시는 것은 좋지 않다.

체내에 수분이 들어오면 혈액 내 수분량이 증가한다. 간단히 말해서, 혈관을 통해 흐르는 액체의 양이 증가하여 혈관에 압력을 가한다. 대부분의 장기에는 큰 문제가 되지 않지만, 미세한 모세혈관이 촘촘하게 분포되어 있는 눈에는 과도한 압력이 가해진다. 그래서 안압이 올라가지 않도록 '수분 보충은 조금씩 나눠 마시기'가 철칙이다.

예를 들어 500mL의 물을 한꺼번에 마시면 안압이 평균 3~4, 최대 7단계까지 상승하는 것으로 알려져 있다. 안압의 정상치는 10~20 이므로 안압이 30~40%, 최대 70%까지 상승하는 것은 수축기 혈압 (최고 혈압)이 정상치인 130에서 단숨에 170 정도까지 올라가는 것과 같은 이치이다.

한 번에 물을 마시는 양은 200mL 정도가 적당하다. 물론 1회 섭취량을 줄여 수분이 부족해지면 큰일이기 때문에, 1시간에 1회 정도를 기준으로 '충실한 수분 보충'을 하도록 신경 써야 한다.

무리한 운동은 눈을 괴롭히는 행위이다

'물 마시기'와 함께 주의해야 할 것은 운동 습관이다. 모든 운동이 나쁘지는 않다. '근력 운동'의 경우 체중 부하 운동이라면 문제가 없지만, 너무 무거운 무게를 이용한 근력 운동은 안간힘을 쓸 때마다 안압이 상승한다는 연구 결과가 있다.

그리고 의외로 '요가'도 주의해야 할 운동이다. 다양한 자세를 취하면서 몸 전체를 적당히 스트레칭하고 호흡을 반복하는 유산소 운동인 요가는 대체로 몸에 좋은 것은 확실하다. 다만, 눈 건강을 고려했을 때 우려되는 것은 '머리가 심장보다 아래에 위치하는 자세'이다.

머리가 심장보다 아래로 내려가면 당연히 머리에 피가 몰리게 된다. 그러면 눈에도 압력이 가해진다. 요가를 그만둘 필요는 없지만, 눈 건강을 생각한다면 머리가 아래로 향하는 자세는 피하는 것이 좋다.

반대로 눈에 좋은 운동도 있다. 산소를 충분히 공급하고 순환시키는 '유산소 운동(걷기나 가벼운 조깅)'은 필연적으로 눈에 산소를 공급해 눈 건강 유지에 도움이 된다. 운동 횟수는 '주 3회, 1회당 30분 이상, 주당 총 90분 정도', 운동 강도는 '숨이 가쁘지 않고 대화할 수 있는 정도'가 적당하다. 이 정도의 유산소 운동은 녹내장 등 여러 안구 질환을 예방한다는 연구 결과가 있다.

스트레스도 안압을 높이는 큰 요인이다

안압은 자율신경과도 연관이 있다.

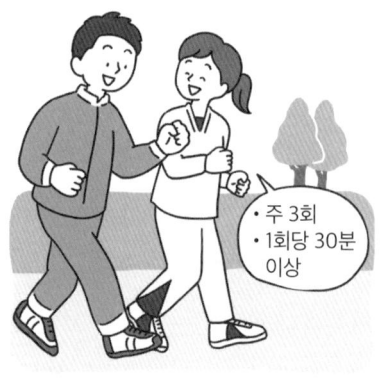

스트레스를 받으면 긴장 상태를 관장하는 교감신경이 우세해지는데, 이때 온몸의 혈관이 수축한다. 눈도 예외는 아니다. 교감신경이 우세해지면 눈의 모세혈관이 수축하고, 이로 인해 안압이 상승하게 된다.

실제로 녹내장에 처방되는 안약에는 교감신경을 진정시키는 효과가 있는 성분이 사용된다. 이는 안압을 낮춰 녹내장을 완화하려는 목적이 있다.

스트레스에는 직장이나 사적인 인간관계에서 오는 스트레스도 있고, 소음이나 급격한 추위에서 오는 환경적 스트레스도 있다. 겨울철에는 안압이 높아진다는 연구 결과도 있을 정도다. 모든 스트레스를 없애는 것은 어렵지만, 자연을 접하거나 집에서 휴식을 취하거나 목욕을 하는 등 자신에게 맞는 휴식 습관을 찾으면 도움이 된다.

안압을 상승시키는 수면 자세에 주의!

혹자 중 '잠을 잘 때 엎드려 자는 사람'이 있는가? 문제는 엎드렸을 때의 얼굴 각도이다. 눈이 심장보다 아래로 내려가지 않는 얼굴 각도라면 그나마 안전하다. 그러나 눈이 심장보다 아래로 내려오는 얼굴 각도로 잠을 자면 눈의 렌즈 역할을 하는 수정체가 원래 위치에서 약간 아래로 내려와 눈에서 과도한 수분을 배출하는 부분이 막힌다. 이 과도한 수분이 배출되지 않아서 안압이 상승한다.

일 년에 몇 번 정도라면 문제가 없겠지만, 매일 점심 식사 후 책상에 엎드려 낮잠을 자는 행위는 눈에 최악인 습관이다. 같은 이유로 마사지숍이나 접골원(어긋나거나 부러진 뼈를 바로 맞추는 일을 전문으로 하는 병원)에서 흔히 볼 수 있는 '얼굴에 구멍이 뚫린 엎드려 자는 침대'나 이발소의 '얼굴을 아래로 향하게 하는 샴푸실 의자'도 좋지 않지만, 빈도가 높지 않다면 크게 걱정할 필요는 없다.

그리고 옆으로 누워 자는 것은 괜찮지만, 베개의 경도(부드러운 베개는 눈에 압력을 가하기 쉽다)와 얼굴의 각도에 따라 안구가 베개에 눌리는 느낌이 들 수 있는데 이는 좋지 않다. 눈의 압력 상승은 안압의 상승을 의미하기 때문이다. 요약하면, 수면 자세는 '위를 향해 반듯하게 누워 자는 자세'가 가장 좋다. 잠들기 편한 자세는 사람마다 다를 수 있다. **그렇지만 앞으로는 눈 건강을 위해 얼굴이 아래로 향하거나 눈이 베개에 눌리는 자세를 피하도록 의식적으로 노력해야 한다.**

다만, 이러한 일상생활의 주의는 가능하면 하는 수준이니 무리하지 말고 실천해 보자.

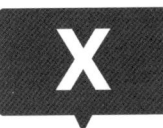
마사지나 경혈 자극은 시력 저하 방지와 시력 회복에 효과적이다

올바른 방법으로 시행하면 눈의 피로 회복에 효과적이다

긍정도 부정도 할 수 없다

시력 저하 예방과 시력 회복에 효과적인 마사지나 경혈 자극이 있는지에 대해서는 의학적으로 명확하게 밝혀진 사실이 없다. 다만 귀 경혈은 효과가 있다는 속설이 존재한다. 그래서 안과 의사 입장에서는 마사지나 경혈 자극의 효과에 대해 긍정도 부정도 하지 않는 입장이다. 국내외에서 연구가 계속되고 있기 때문에 추후 더 실증적인 연구 논문이 나올 가능성이 있다.

그렇다면 시력 자체가 아닌 눈의 피로를 풀고 싶을 때는 어떨까? 컴퓨터 작업을 계속하다 보면 눈이 자주 침침해지거나 눈 뒤쪽이 뻑뻑하고 무거운 느낌이 들 때가 있다. 이처럼 눈의 피로를 느낄 때 눈가를 비비는 사람이 많은데, 무조건 피해야 할 것은 눈에 압력을 가하는 것이다.

'눈을 비빌 때 좋은 기분'은 위험한 좋은 기분

눈썹이나 눈 주위의 뼈를 지압하는 것은 괜찮다. 하지만 눈꺼풀 위로 직접 눈을 지압하는 것은 금물이다. 눈을 지압하면 근육이 풀리는 느낌이 들어 기분이 좋아진다. 그러나 그 기분은 뭉친 어깨를 주

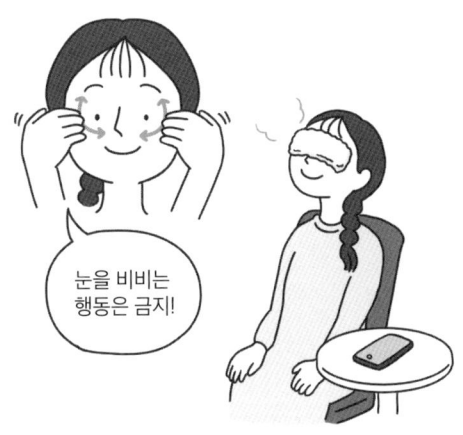

물렀을 때의 기분과는 전혀 다른 '위험한 좋은 기분'이다.

눈을 지압하면 기분이 좋아지는 이유는 '안구심장반사'라는 신경계 작용에 의해 서맥이 발생하기 때문이다. 서맥이란 맥박이 일시적으로 느려지는 것을 말한다. 이렇게 말하면 이완 효과라고 생각하기 쉽지만, 그렇게 간단하지 않다.

어떤 각도에서 서서히 목을 조르면 의식이 없어지는데, 안구심장반사는 이와 비슷하다. 눈에 압력을 가하면 의식이 없어질 가능성이 있는데, 이는 절대 과장된 표현이 아니다.

즉, 눈을 비빌 때의 기분은 근육이 풀리는 기분이 아니라 의식이 없어지기 직전의 아찔한 기분이다. 앞서 '위험한 좋은 기분'이라고 표현한 것은 바로 그 때문이다.

물론, 이 책에서도 자주 언급했듯이 안압이 올라가는 것 자체가 눈 건강에 좋지 않다. 안압이 높아지면 녹내장 위험이 높아지는 것은 물론 근시 진행이 가속화된다는 의견도 있다.

따라서 눈에 압력을 가하는 것은 결코 좋은 행동이 아니다. 눈의 피로가 느껴지면 눈썹이나 눈 주위 뼈의 경혈을 가볍게 자극하거나 뜨거운 수건이나 안구 온열 용품으로 눈 주위를 따뜻하게 해주는 것이 좋다.

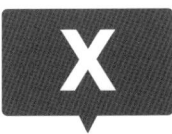

눈이 좋아서 검진을 받지 않는다

1년에 한 번 안과 검진을 받는다

시력은 '좋고 나쁨'이 아닌 '이전과 비교'하여 생각해야 한다

시력(안경이나 콘택트렌즈로 교정하지 않은 '맨눈 시력')이 좋다고 해서 검진을 받지 않아도 된다고 생각하는 것은 흔히 오해하는 부분 중 하나이다. 그렇다면 일반적으로 '시력이 좋다'는 의미가 무엇이며, 왜 0.8이나 0.9까지 보이면 시력이 좋다고 생각하는 것일까?

전문적으로 시력은 상대적인 지표이다. 현재 시점에서 '좋다, 나쁘다'가 아니라 '이전과 비교했을 때 어떤가?'라는 변화가 중요하다. 예를 들어, 일반적으로 시력 0.9는 '시력이 좋은 편'에 속할 수도 있지만, 작년에 1.0이었던 시력이 0.9로 떨어졌다면 '괜찮다'고 단언할 수 없다. 시력이 떨어졌다면 근시가 진행 중일 수도 있고, 어떤 질환이 발병했을 가능성도 있다.

실명 원인 상위 5위 질환은 말기까지 1.0 정도로 보인다

'시력이 좋으니 검진을 받지 않아도 괜찮다'고 말할 수 없는 이유는 이뿐만이 아니다. 실명 원인 상위 5위인 녹내장, 당뇨망막병증, 망막색소변성증, 나이관련황반변성, 망막맥락막위축은 사실 상당히 진행되기 전까지 1.0 정도는 볼 수 있는 경우가 흔하다.

실명 원인의 1위인 녹내장은, 증상이 심해져서 결국 혼자서 걸을 수 없을 정도가 되어야 비로소 시력이 1.0에서 아래로 떨어지는 경우가 많다. 2위인 당뇨망막병증도 마찬가지이다. 당뇨로 인해 사물의 색과 모양을 선명하게 파악하는 황반의 중심부인 중심와가 부어오르면 초기에 시력이 떨어질 수 있지만, 부어오르지 않으면 말기까지 시력 1.0 정도를 유지한다. 3위인 망막색소변성증은 어두운 곳에서 사물이 잘 안 보이거나(야맹증), 시야가 좁아지는 유전성-진행성 질환이다.

이러한 증상이 나타나더라도 밝은 곳이나 시력이 닿는 범위에서는 선명하게 사물을 볼 수 있기 때문에 시력 검사 수치상으로는 '나빠진' 것이 아니라 1.0 정도는 잘 보이는 경우가 많다.

4위인 나이관련황반변성은 예외로, 초기부터 시력이 떨어지는 경우가 더 많다. 시력이 급격히 떨어지는 시점은 황반변성이 상당히 진행된 후 합병증으로 망막 중심부에 발생한 신생혈관에서 출혈이 발생했을 때이다. 그리고 5위인 망막맥락막위축 역시 초기부터 서서히 시력이 떨어지는데, 시력이 급격히 떨어지는 증상이 나타날 때는 상당히 진행된 후의 일이다.

이처럼 각기 다른 경과를 보이지만 기본적으로 말기가 될 때까지는 1.0 정도의 시력이 유지된다. 1.0이라고 하면 일반적으로 '나는 눈이 좋다'고 자신 있게 말할 수 있는 수치라고 생각하지만, 앞서 말한 것처럼 '괜찮다'고 말할 수 있는 근거가 될 수는 없다.

안과 검진 항목에는 꼭 필요한 검사가 포함되지 않는다

기업이나 지자체의 안과 검진 항목은 시력 검사, 안압 검사만으로 끝나는 경우가 대부분일 것이다. 하지만 앞서 살펴본 바와 같이 시력이 1.0 이상이라도 실명 위험이 있는 질병에 걸렸을 가능성을 배제할 수 없기 때문에 시력 검사는 큰 의미가 없다. 백내장 진단에서는 시력 검사가 도움이 된다.

예전에는 '안압이 올라가면 녹내장 위험이 높아진다'는 것이 확실했지만, 일본인은 신경이 약하기 때문에 녹내장 환자의 80%는 안압이 낮은데도 녹내장에 걸린 것으로 알려져 있다. 따라서 녹내장 진단에 필수로 여겨졌던 안압 검사의 의미도 퇴색되었다. **이제는 발병 위험도 판단을 포함해 실명 원인 상위 5대 질환의 진단을 위해 안저 카메라로 안저의 혈관, 망막, 시신경 등을 확인하는 '안저 검사'가 필수적이다.**

추가 비용이 발생하더라도 이러한 질환의 조기 발견과 조기 치료를 위해 향후 안과 항목에서 '안저 검사' 옵션을 꼭 추가해야 한다.

한쪽 눈만 악화되는 증상은 자각하기 어렵다

실명 원인 상위 다섯 가지 질환의 조기 발견, 조기 치료를 위해 안과 검진(특히 안저 검사)이 필수적이라고 한 데에는 두 가지 이유가 더 있다.

우선 첫 번째로, 일반인이 이야기하는 '보이고 있다'는 사실 한쪽 눈만 보이는 증상일 가능성이 있다. 일상생활에서 '한쪽 눈으로만 무언가를 보는 일'은 거의 없다. 누구나 대부분 두 눈을 모두 뜨고 사물을 본다. 그렇다고 해서 두 눈이 똑같이 잘 보여야만 생활할 수 있는 것은 아니다.

시험 삼아 한쪽 눈을 감고 걸어보자. 크게 흔들리지 않고 똑바로 걸을 수 있을 것이다. 즉, 두 눈으로 보는 것과 큰 차이가 없기 때문에 극단적으로 말하면 한쪽 눈을 실명해도 생활에 큰 지장이 없는 것이다. 그래서 의외로 많은 사람들이 한쪽 눈의 시력이 급격하게 저하되는 것을 오랫동안 알아차리지 못하는 경우가 많다. 불편함을 느끼지 못하면 안과를 찾지 않아 병을 발견하는 시기가 늦어진다. 그런 환자들이 일정 수 이상 존재한다.

안과 검진에서는 반드시 한쪽 눈을 하나씩 검사한다. 이렇게 검사하면 '한쪽 눈은 건강해도 다른 쪽 눈은 건강하지 않다'는 자각하기 어려운 상황도 바로 파악할 수 있어 조기에 대처할 수 있다.

점진적으로 악화되는 증상은 자각하기 어렵다

두 번째로, 안과 검진이 안구 질환의 조기 발견, 조기 치료에 필수적이라고 말한 이유는 사람은 '점진적인 악화(변화)'를 자각하기 어렵기 때문이다. 예를 들어, 어제 1.0이었던 시력이 오늘 0.2가 되었다면 시력 검사를 받지 않아도 누구나 금방 이상 징후를 알아차릴 수 있을 것이다.

백내장은 서서히 시력이 떨어지는 질환이다. 시력이 조금 떨어졌다고 해서 갑자기 일상생활을 할 수 없게 되는 것은 아니다. 나름대로 교정을 진행하면서 생활할 수 있다.

녹내장도 마찬가지다. 양쪽 눈의 시야가 절반 정도 떨어져도, 보이지 않는 부분을 뇌가 보정해 주기 때문에 아무런 지장 없이 생활할 수 있다. 시야는 확실히 절반으로 줄어들었지만, 뇌가 정보를 보충하여 '보이는 것처럼' 인식하는 것이다. 인간의 뇌 보정 능력은 정말 대단하지만, 이로 인해 아무런 조치를 취하지 않고 일상생활을 하는 동안 병이 진행되는 경우도 적지 않다.

눈의 불편함을 단순히 '피로'로만 인식하는 사람도 많다고 생각한다. 실제로는 질병으로 인한 불편함인데도 '오늘은 눈이 피로해', '요즘 눈이 쉽게 피로해', '요즘 계속 눈이 피로해'라고 여기며 모든 것을 피로 탓으로 돌린다. 그래서 서서히 병이 진행되고 있다는 사실을 깨닫지 못하는 경우도 있다. 이렇게 조기 발견의 시기를 놓치게 되는 것이다.

앞서 말한 내용들의 공통점은 자신의 몸에 대해 자신이 가장 잘 알고 있다고 착각한다는 것이다. '내가 불편을 느끼지 않으니 괜찮다'는 감각은 사실 무의미하다.

안구 질환은 삶의 질을 현저하게 떨어뜨린다

식량 상황의 개선, 의학 및 의료 기술의 발달 등으로 인간의 수명은 점점 더 길어지고 있다. 그리고 수명이 길어짐에 따라 신체의 여러 장기와 기관은 더 오랜 시간 동안 작동해야 하는 상황이 되었다. 특히 눈은 가혹한 상황에 놓여 있다.

수명이 늘면서 눈의 사용 기간이 길어졌을 뿐만 아니라, 책을 읽고, 자동차를 타고, 디지털 기기를 사용하는 등 인간 생활의 변화로 인해 눈을 점점 더 많이 사용하게 되었다. 그만큼 우리는 눈 건강에 더욱 신경을 써야 하는 시대에 살고 있다.

눈의 질환 중 죽음과 직결되는 병은 없다. 하지만 모든 안구 질환은 악화될수록 삶의 질을 크게 떨어뜨린다. **게다가 안구 질환은 대체로 신경이 손상되는데, 한 번 손상된 신경을 원래대로 되돌리기란 거의**

불가능하다. 따라서 손상되지 않은 신경을 보호하고 남은 기능을 최대한 보존하는 것이 중요하다. 질병의 진행을 막거나 늦추기 위해서는 검진을 통한 조기 발견이 필수적이다.

인생 100세 시대인 만큼 1년에 한 번씩 안과 검진을 통해 의사의 객관적인 진단을 받는 것이 보다 쾌적한 삶을 영위할 수 있는 지름길이다.

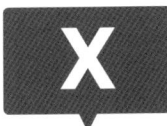
누우면 바로 잠들기 때문에
건강하다

약 10분 안에 잠들기가
건강의 척도다

누우면 바로 잠에 드는 것은 건강에 좋지 않은 징조다

'잠이 잘 온다'고 하면 건강한 이미지를 떠올리기 쉽지만, 잠자리에 누워 잠들기까지의 시간이 너무 짧으면 오히려 건강이 좋지 않다는 신호일 수도 있다. 정말 건강한 사람의 경우 잠들기까지 걸리는 시간은 약 10분 정도라고 하는데, 9분 이내에 잠이 든다는 것은 그만큼 졸려서 누우면 바로 잠이 든다는 뜻이다. 그 이유는 평소 수면 부족이거나 수면의 질이 좋지 않기 때문이다.

양질의 충분한 수면은 건강의 핵심이다. 잠이 너무 잘 드는 것, 즉 너무 졸려서 금방 잠이 든다면 어떤 수면 장애가 발생했다는 건강의 신호로 볼 수 있다.

그렇다면 반대로 잠들기까지 20분, 30분이 지나도 잠이 오지 않는 경우는 어떨까? 물론 이 또한 좋은 증상이 아니다. 하루 종일 활동해서 몸과 마음이 피곤할 텐데 수십 분 동안 잠들지 못하는 것은 잠을 자야 할 시간이 되어도 신경이 예민해져 있기 때문이다.

자율신경은 낮에는 교감신경이 우세하여 활발하게 활동하다가 밤이 되면 점차 부교감신경이 우세하여 이완된 상태가 되면서 잠이 온다. 밤에 잠이 잘 오지 않는 것은 아직 부교감신경보다 교감신경이 우세한 상태가 지속되고 있기 때문이다. 이는 주로 현대인의 생활 환경과 생활 습관 때문인 경우가 많다.

전기가 발명되기 전, 인간은 해가 뜨면 일어나고 해가 지면 잠을 자는 생활을 했다. 전기가 발명되면서 인간 사회는 비약적으로 발전했지만, 그 대가로 자연과 함께 하던 리듬을 유지하기가 어려워졌다. 해가 진 뒤에도 불을 켜고 활동하게 되면서 교감신경이 우세한 상태가 지속되어 쉽게 잠들 수 없게 된 것이다. 사람마다 차이가 있겠지만, 현대인들은 대부분 수면장애를 앓고 있다고 해도 과언이 아니다.

눈 건강을 위해 수면의 양과 질을 높여야 한다

눈 건강을 위해서는 수면의 양과 질이 모두 만족스러워야 한다. 먼저 '양'은 일반적으로 6~9시간이 적당하다고 알려져 있다. 6시간 이하로는 수면 중에 이루어져야 할 세포의 회복과 피로 회복을 완료할 수 없다. 반대로 9시간 이상 자는 것은 수면무호흡증 등으로 수면의 질이 떨어지고, 얕고 길며 늘어지게 잠을 자게 된다. 이는 시간적으로 충분히 자도 피로가 풀리지 않고, 잠이 잘 오지 않으며, 머리와 몸이 무거워지는 증상 등이 나타난다.

6시간 이하로 잠을 자도 건강한 쇼트 슬리퍼, 9시간 이상 자도 건강한 롱 슬리퍼도 간혹 존재한다. 따라서 보다 확실하게 자신의 적정 수면 시간을 알고 싶다면, 3일 연속으로 아침에 정해진 시간에 일어나지 않아도 되는 날을 정해서 알람을 맞추지 않고 원하는 시간만큼

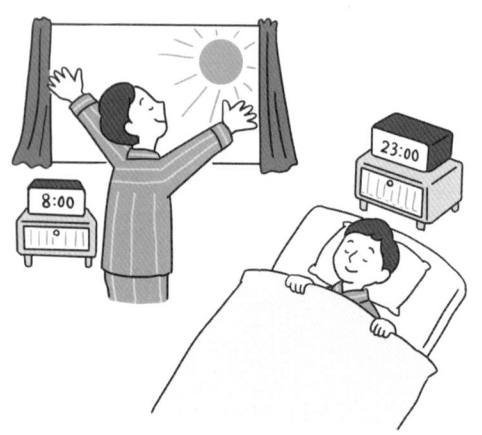

잠을 자는 실험을 해보자. 처음 이틀은 실험 전날까지의 수면이 영향을 미치지만, 3일차가 되면 자신에게 꼭 필요한 시간만큼만 자고 일어나게 될 것이다. 그리고 3일차의 수면 시간이 자신에게 적합한 수면 시간이라는 점을 알 수 있다.

수면의 질을 높이는 가장 좋은 방법은 햇볕을 쬐는 것이다. 햇볕을 쬐면 뇌에서 세로토닌이라는 물질이 분비되는데, 14~16시간 후에 이 세로토닌을 바탕으로 졸음을 유도하는 멜라토닌이라는 물질이 분비된다. 즉, '밤'에 수면의 질을 좌우하는 열쇠는 그날의 '아침'에 있다.

햇볕에는 블루라이트가 포함되어 있는데, 아침 햇볕을 쬐는 순간이 바로 블루라이트가 도움이 되는 순간이다. 지금은 완전히 악당 취급을 받고 있는 블루라이트는 '받아야 할 때 받아야 하고, 받지 말아야 할 때 받지 않는 것'이 중요하기 때문에 사실 악이 아니다. 아침 햇볕을 쬐고, 밤이 되면 순조롭게 잠이 든다. 이렇게 생체 리듬이 정상화되면 자연스럽게 수면의 질이 높아진다. 그 시작으로 우선 밤 11~12시 사이에 취침하는 행위를 습관화하도록 노력하자.

일이 바쁘면 완벽히 하기는 쉽지 않다고 생각한다. 그러나 적어도 올바른 지식을 가지고 행동해야 한다는 사실을 알게 되면, 최대한 실천하려고 노력하게 될 것이다. 우선 거기서부터 시작하면 된다.

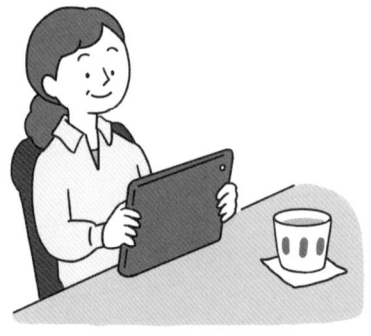

3장

방치하면 위험한 눈의 증상

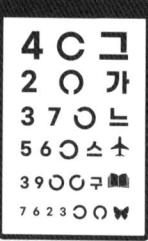

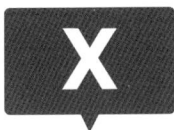

갑자기 시력이 나빠진 증상을
노안이라 생각하고 방치한다

노안이라고 방치하지 말고
다른 질환을 의심한다

'40대 시력 저하=노안'이라고 단정하면 안 된다

노화 현상 중 하나인 노안은 나이가 들면 누구에게나 찾아오는 증상인데, 한 번 노안이 오면 포기할 수밖에 없다는 인식이 지배적이다. 그러나 조금이라도 편안한 노후를 보내고 싶다면 40대 이후의 시력 저하를 방치하면 안 된다.

'40대 이후의 시력 저하'라는 표현을 쓴 데에는 이유가 있다. '노안=노화 현상'이라는 인식이 강해 40대 이후에 시력이 떨어지면 많은 사람들이 '드디어 노안이 왔다'고 단정 짓는 경우가 많은데, 사실 노안이 아닐 가능성이 있다.

이를 이해하기 위해 먼저 노안이 어떤 상태를 뜻하는지 알아야 한다. 노안은 한 마디로 정의하면 '가까운 곳이 잘 보이지 않는 증상'이다. 즉, '멀리 있는 것은 선명하게 보이는 증상'이다. 노안이라는 표현은 오해의 소지가 있는데, 노안은 '안구가 노화되어 시력이 전반적으로 떨어지는 증상'이 아니다.

따라서 먼 곳이나 가까운 곳 모두 잘 보이지 않게 되었다면 노안이 아닌 다른 질환일 가능성이 있다. 참고로 '근시'는 '가까운 것이 잘 보이고 먼 것이 잘 보이지 않는 증상', '원시'는 경미할 때는 원거리든 근거리든 잘 보이지만 어느 정도가 되면 '먼 것이 잘 보이고 가까운 것이 잘 보이지 않는 증상'을 말한다. 원거리와 근거리 모두 잘 보이지 않는 것은 근시나 원시가 아닌 다른 질환을 의심해야 한다.

노안이 되면 노안 안경을 착용한다

앞서 언급한 지식을 바탕으로 '40대 이후부터 가까운 주변이 잘 보이지 않는다. 이 증상은 노안이다.'라고 생각한다면 어떻게 해야 할까? '노안이 오면 포기할 수밖에 없다'는 것은 잘못된 생각이다. 노안은 가만히 놔두면 점점 더 진행된다. 아무런 조치도 취하지 않고 진행되도록 내버려두면 안 된다.

뇌를 사용하지 않으면 치매에 걸릴 가능성이 높아진다. 마찬가지로 눈도 사용하지 않으면 노화가 진행되기 쉽다. 노안이 진행되면 가까운 곳이 잘 보이지 않아 낙상이나 부상으로 이어져 삶의 질이 현저히 떨어질 수 있다. **활동 범위나 취미 생활에 제약이 없는 편안한 노후를 보내고 싶다면 '노안이 오면 포기한다'가 아니라 '노안이 오면 노안 안경을 착용한다'는 자세가 필요하다. '더 이상 진행되지 않도록 대처하는 것'이 현명한 선택이다.**

급격한 시력 저하는 즉시 안과를 찾아야 한다

시력은 해마다 조금씩 변화하지만, 급격한 시력 저하는 안구 질환의 징후로 보는 것이 좋다. 예를 들어, 기존에 쓰던 안경의 도수가 갑자기 맞지 않는다면 주의해야 한다. 가장 먼저 의심해 봐야 하는 질환은 '핵백내장'이다.

핵백내장은 백내장의 일종으로, 수정체 중심부만 혼탁해지는 백내장이다. 이 핵백내장에 걸리면 1년에 한 번씩 안경 도수를 높여야 할 정도로 근시가 빠르게 진행되는 경우가 많다. 그 외 급격한 시력 저하는 실명 원인 상위 5위 질환들인 녹내장, 당뇨망막병증, 망막색소변성증, 나이관련황반변성, 망막맥락막위축의 말기와, 안저에서 출혈하는 '안저출혈', 망막의 정맥이 막히는 '망막정맥류' 등에서도 발생할 수 있다.

노인의 경우, 노화로 인해 수정체가 약해져 수정체 자체의 위치가 어긋났을 가능성이 있다. 이렇게 되면 수정체를 투과하는 빛도 어긋나 망막에 맺히는 상이 어긋나게 된다. 이는 근시나 원시와 같은 현상이 되어 '안경 도수가 갑자기 맞지 않는다'고 느끼는 원인이 된다. **시력은 조금씩 변화하는 것이 보통이다. 급격한 시력 저하가 느껴진다면 즉시 안과에서 상담을 받아야 한다.**

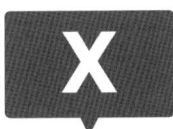

갑자기 한쪽 눈이 안 보이는
증상을 방치한다

최대한 빨리 응급실로 간다

영구적으로 빛을 잃는 망막동맥폐쇄증일 가능성이 있다

무대가 깜깜해지는 것처럼 갑자기 눈이 보이지 않는 증상은, 이후 계속 보이지 않는 경우와 다시 보이게 되는 경우가 있다. 먼저, 계속 보이지 않는 경우는 망막동맥폐쇄증의 증상인데 안구의 동맥이 막힌 상태일 수 있다. 사전에 통증이나 가려움증 등의 이상 증세를 느끼지 못하다가 갑자기 전기가 끊어지듯 보이지 않게 된다.

이러한 증상은 대부분 한쪽 눈에 발생하기 때문에 의외로 방치하는 경우가 많다. 한쪽 눈이 보이지 않아도 정상적으로 걸을 수 있고, 일도 할 수 있고, 식사도 할 수 있다. 게다가 안과에 갈 시간도 없다. 그래서 '피곤해서 그런가 보다', '하룻밤 자고 나면 낫겠지'라고 생각하며 대수롭지 않게 여기고 방치하는 경우가 많다. 그런데 하룻밤 정도 시간을 두어도 전혀 회복되지 않는다. 그제서야 심각하게 받아들이고 안과를 방문해도 이미 늦어버린 경우가 대부분이다.

망막동맥폐쇄증은 혈관이 막히는 질환이기 때문에, 피가 통하지 않아 신경이 괴사하기 전에 막힌 혈관을 뚫어주어야 한다. 뇌경색이나 심근경색과 마찬가지로 얼마나 빨리 치료하느냐에 따라 예후가 크게 달라진다.

망막동맥폐쇄증은 밤에 발병하는 경우가 많기 때문에 안과 진료를 받기까지 시간이 걸려서 늦어지는 경우가 많다. **이 질환의 골든타임은 발병 후 6~8시간이다. 한밤중에 발병했더라도 절대 아침까지 기다리지 말고 최대한 빨리 응급실로 가야 한다. 망설이지 말고 반드시 구급차를 불러야 한다.**

또한 시력이 돌아왔다고 해서 '시력이 돌아왔으니 괜찮겠지'라고 생각해서는 안 된다. 망막동맥폐쇄증만큼 급박하지는 않지만, 잠깐 동안 시력을 잃었다면 일시적으로 안구의 혈류가 감소했다는 것을 의미한다. 이는 망막동맥폐쇄증의 전조증상이거나 뇌혈관이 막히기 시작했다는 의미일 수도 있으므로 조기에 진찰을 받는 것이 좋다.

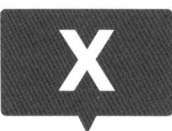
사물이 빛나 보이는 증상을 방치한다

광시증일 가능성이 있으므로 빠르게 대처한다

망막박리 및 녹내장의 전조증상

사물이 빛나 보이는 질환인 '광시증'은 망막박리나 녹내장의 전조증상이다. 빛이 보이는 현상은 실제로 빛이 보이는 것이 아니라, 어떤 전기 신호가 뇌에 전달되어 뇌가 '빛이 보인다'고 인식하는 것이다. 망막박리의 경우 망막에 붙어 있는 유리체가 벗겨질 때의 자극, 녹내장의 경우 신경세포가 죽어갈 때의 자극이 전기 신호로 뇌에 전달된다.

빛이 아닌 무지개처럼 보이는 것도 광시증의 일종이다. 모두 긴급성은 높지 않지만 방치해서는 안 되는 증상이다. 조기에 안과를 찾아 검사를 통해 원인을 파악하고 대처하는 것이 중요하다.

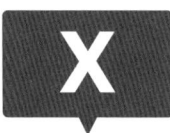

모기가 날아다니는 것처럼
보이는 증상을 방치한다

비문증은 심각한 증상이 아니지만
근시가 있다면 검사를 받는다

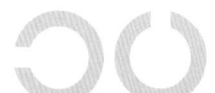

대개 걱정할 필요는 없지만, 망막박리의 가능성도 있다

눈에서 작은 물체가 둥둥 떠다니는 것처럼 보이거나 반투명한 개구리 알이나 보푸라기 같은 것이 시야에 아른거리는 증상이 있다. 안구를 움직이면 그 아른거리는 물체도 함께 움직인다. 이러한 증상을 총칭하여 '비문증'이라고 한다['문'은 한자로 모기 문(蚊) -옮긴이]. 이런 이름 때문에 모기처럼 작은 물체가 보이는 증상만을 비문증이라고 생각하는 사람도 있는 것 같지만, '극히 작은 물체가 눈앞에서 아른거리는 증상'을 통틀어 비문증이라고 정의한다.

앞서 '눈을 움직이면 아른거리는 물체도 함께 움직인다'고 언급했는데, 이것은 눈의 유리체에 먼지가 있다는 뜻이다. 비유하자면 카메라 렌즈에 먼지가 붙어 있는 것과 같다. 렌즈를 움직이면 먼지도 함께 움직인다.

유리체는 젤리 상태로 되어 있기 때문에, 눈을 움직이면 유리체 안의 이물질은 다소 늦게 떠다니듯이 움직인다. 이물질은 보이기도 하고 사라지기도 하며, 흰색 배경이나 밝은 곳에서 더 선명하게 보이기도 한다.

비문증은 불편할 수 있지만, 그렇게 심각한 증상은 아니다. 다만, 망막박리 같은 일부 질환의 징후일 가능성이 있다. 특히 근시가 있는 사람은 비문증이 나타나면 한 번쯤 안과에서 검사하는 것이 좋다.

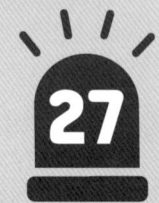

X 시야가 좁아진 증상을 방치한다

O 증상이 한쪽 눈에만 있으면 안과, 양쪽 눈에 있으면 신경외과를 간다

녹내장, 뇌경색, 뇌출혈의 가능성이 있다

'시야 결손'은 검은 그림자가 눈앞을 가리는 것처럼 시야의 일부가 보이지 않는 증상이다. 이때 가장 의심할 수 있는 질환은 녹내장이나 뇌경색, 뇌출혈이다. 녹내장은 망막 신경절 세포가 죽어가는 진행성 안구 질환이다. 각막에서 들어온 빛을 비추는 망막의 신경세포가 사멸하기 때문에, 진행될수록 시야가 점점 좁아진다. 뇌경색은 뇌혈관이 막히는 것이고, 뇌출혈은 뇌혈관이 터지는 것이다. 두 가지 다 눈 자체의 질환은 아니지만, 망막에 비친 상을 인식하는 뇌에 장애가 생겨 시력이 떨어질 수 있다.

뇌경색은 눈 자체에는 문제가 없으므로 엄밀히 말하면 '시야가 결손되는 증상'이 아니라 '결손된 것처럼 인식되는 증상', '망막에 비춰진 대로 인식되지 않는 증상'이다. 상을 비추는 망막에는 문제가 없지만, 그 정보를 받아들이는 뇌에 문제가 생긴 질환이다.

안과와 신경외과 중 어디로 방문해야 할까? 판별하는 기준은 무엇일까?

녹내장이나 뇌경색은 심각한 질환이기 때문에 한시라도 빨리 병원에 가야 한다. 하지만 녹내장은 안과, 뇌경색은 신경외과의 영역이다. 그렇다면 시야가 흐려진 증상이 나타나면 어느 과를 찾아가야 할까?

녹내장은 안구 질환이다. 눈은 좌우 두 개로 나뉘는데, 양쪽 눈에 동시에 증상이 나타나는 경우는 드물다. 반면 뇌경색은 망막에 비친 상을 인식하는 뇌의 문제이기 때문에 안구의 좌우 구분 없이 시야가 결손된 것처럼 느껴진다.

따라서 **시야가 한쪽 눈만 안 보이면 안과, 양쪽 눈 모두 안 보이면 신경외과를 찾아야 한다는 점을 기억하자.** 물론 예외가 있겠지만, 이렇게 하면 적절한 의사를 빠르게 만날 수 있는 확률이 높아진다.

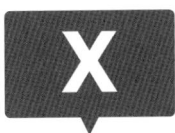

빛을 봤을 때 비정상적으로
눈부신 증상을 방치한다

안구건조증 대처에 효과가
없다면 백내장을 의심한다

가장 많이 의심되는 질환은 백내장, 두 번째로 안구건조증이다

빛이 눈부시다고 느끼는 것은 각막으로 들어온 빛이 어떤 이유로 인해 분산되어 있는 상태이기 때문이다. 가장 흔한 질환은 백내장, 그 다음이 안구건조증이다. 그 외에도 포도막염 등 다양한 질환이 원인일 수 있다. 백내장은 카메라의 렌즈 역할을 하는 수정체가 혼탁해지는 질환이다. 이 증상은 균일하지 않고, 혼탁한 곳과 혼탁하지 않은 곳이 얼룩처럼 퍼진다. 그러면 빛의 통과도 균일하지 않고 혼탁해지기 때문에 빛이 분산되어 눈이 부신 것이다.

안구건조증은 건조함으로 인해 안구 표면에 무수히 많은 상처가 생긴 상태이다. 평평한 유리는 빛을 똑바로 통과시키지만, 에도 기리코(Edo Kiriko) 유리컵과 같이 칼집이 있는 유리는 빛이 분산되어 반짝반짝 빛이 난다. 안구건조증도 이와 비슷하다. 들어온 빛이 스크래치 부분에서 분산되기 때문에 눈이 부신 것이다.

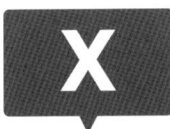

눈이 쉽게 피로해지는 증상을 방치한다

눈의 피로를 천천히 해결하면 몸의 피로도 풀린다

눈의 피로는 단순하지 않다

단순한 눈의 피로는 눈을 조금만 쉬게 해주면 금방 사라진다. 더 심각한 것은 두통이나 어깨 결림과 같은 전신 증상으로 퍼지는 눈의 피로다. 이는 몇 가지 문제가 있다. 첫째, 증상이 나타나는 부위가 많고 만성화되기 쉬워 완치까지 시간이 오래 걸린다. 둘째, '이 증상은 눈의 피로로 인한 증상이다'라는 자각이 어렵다.

나는 두통이 심해서 진통제를 먹어야 한다, 항상 어깨가 뻐근하다, 전신이 나른하다, 머리가 무겁다, 기분이 가라앉기 쉽다 등의 불편함 느끼면서도 그 원인을 눈의 피로와 연결시켜서 생각하지 못 한다.

물론 눈의 피로가 전신까지 영향을 미친다는 것은 일반적인 상식으로 상상하기 어려울 수 있다. 하지만 실제로는 눈의 피로에 접근함으로써 마치 판이 한 번에 뒤집어지듯 여러 가지 불편함이 해소되는 경우가 매우 많다.

다만, **여러 부위에 걸쳐 증상이 나타나고 만성화되기 쉬운 눈의 피로는 어느 정도 시간을 두고 해소해야 한다.** 이를 모르기 때문에 '눈을 쉬게 해줘도 전혀 나아지지 않아. 이렇게 해도 차도가 없으니 역시 눈의 피로가 원인이 아니구나.'라고 단정 짓는 사람도 적지 않다.

전신 증상의 진짜 원인에 대한 파악과 치료를 위해 접골원이나 한의원을 찾아다니고, 침과 뜸을 맞고, 신경외과에서 온갖 검사를 받는다. 그러나 결국 아무것도 모르고 개선되지 않은 채, 다시 안과로 돌아오는 패턴을 자주 볼 수 있다.

◌◡
빠른 해결을 위해 안과에서 상담하는 것이 최선이다

두통, 어깨 결림, 전신 피로감이 100% 눈의 피로 때문이라고 단언할 수는 없다.

하지만 일반인들이 생각하는 것보다 훨씬 더 많은 질환이 눈의 피로에서 비롯되었을 확률이 높다. 만약 도저히 해결할 수 없는 질환으로 고민하고 있다면, 우선 눈의 피로부터 해결해 볼 필요가 있다.

그러기 위해서는 우선 안과 진료를 받아야 한다. **눈의 피로는 단순히 눈의 혹사뿐만 아니라 안경의 도수가 맞지 않거나, 원시가 심하거나, 안구건조증이나 노안 등 다양한 원인으로 인해 발생할 수 있다.** 예를 들어, 컴퓨터 작업이나 수작업이 많은데도 안경 도수가 너무 강하면 '너무 잘 보여서' 눈이 쉽게 피로해진다. 이 경우 도수를 약하게 조정해야 한다.

원시가 심한 사람은 근거리를 보는 것이 힘들기 때문에 원시용 안경을 만들어서 적절히 보정할 수 있도록 해야 한다. 또한 안구건조증이 있다면 안구건조증용 안약을 사용하는 것이 더 빠르고 편하며, 노안이라면 당연히 노안 안경을 착용해야 한다.

이처럼 눈의 피로를 진단하고 대처하는 방법은 의사가 아니면 판단하기 어려운 부분이 많다. 눈을 쉬게 하고, 따뜻하게 하는 등의 자가 관리도 기본적으로 의사의 지도하에 진행해야 한다.

눈의 피로로 인한 불편함이 심해져 집안일을 할 수 없게 되거나 회사를 그만두게 된 환자도 많다. 단순히 '눈의 피로로 인한 전신 증상'이라고 가볍게 여기지 말고 의사의 도움을 받아 대처해야 한다.

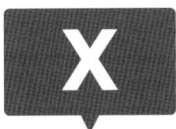 눈이 침침할 때 침침한 눈 전용 안약을 사용한다

 시판 안약은 질환을 근본적으로 치료하지 못한다

침침한 눈 전용 안약으로 어떻게든 해결하려고 하면 안 된다

일반적으로 가볍게 여기기 쉬운 눈이 침침한 증상에는 사물의 색과 모양을 파악하는 데 중요한 중심와가 부어오르는 황반부종, 황반변성, 백내장 등 다양한 질환이 원인일 수 있다. 초기 노안에서도 눈이 침침해진다.

'눈 침침함에 좋은 안약'이라는 문구가 적힌 시판 안약이 많다. 그러나 이러한 안약은 눈의 피로로 인한 일시적인 눈부심을 가라앉혀주는 정도의 효과뿐이다. 당연히 질환을 치료하지 못한다. 눈이 조금 침침한 정도로는 병원 진료를 생각하지 않을 수도 있지만, 병원에 가서 손해 볼 것은 없다. 안약을 넣고 안정을 취하기보다는 빨리 안과에 가서 진찰을 받는 것이 좋다.

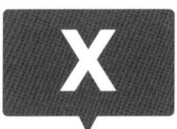
사물이 이중으로 보이는 증상을
방치한다

양쪽 눈으로 볼 때 증상이
있다면 즉시 신경외과를 간다

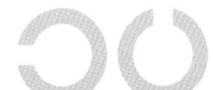

한쪽 눈이면 백내장, 난시, 양쪽 눈이면 뇌동맥류일 가능성이 있다

사물이 이중으로 보이는 증상은 한쪽 눈에만 발생하는지, 양쪽 눈에 발생하는지에 따라 그 원인이 달라진다. 원래 사물을 보는 기능은 망막에 상을 맺는 안구의 기능과, 망막에 맺힌 상을 인식하는 뇌 기능의 2단계로 이루어져 있다.

사물이 이중으로 보이는 경우도 마찬가지이다. 좌우 어느 한쪽에서 사물이 이중으로 보이는 증상은 이중으로 보이는 쪽 안구에 백내장이나 난시가 진행 중일 가능성이 있다. 이 역시 안과 의사의 진료가 필요한 질환 및 증상이지만, 더 무서운 증상은 한쪽 눈으로 볼 때는 한 개로 보이는데 양쪽 눈으로 볼 때는 사물이 두 개로 보이는 경우이다.

이미 언급했듯이 두 눈으로 봤을 때 이상이 있다면, 상을 인식하는 뇌에 장애가 생긴 경우이다. 가장 흔한 경우는 뇌동맥류다. 뇌동맥류 때문에 혈관이 파열되면 생명에 지장을 줄 수 있으므로 즉시 신경외과 의사의 진찰을 받아야 한다.

당뇨병으로 인한 안구의 말초신경 손상이나 감기에 걸렸을 때도 이중으로 보일 수 있다. 또한 노화로 인해 좌우 눈의 위치가 어긋나서 한쪽씩 볼 때에는 문제가 없는데, 양쪽 눈으로 볼 때에는 이중으로 보이는 경우도 있다. 이처럼 크고 작은 다양한 원인이 있을 수 있지만, 초기에 증상을 자각하지 못하면 병원을 가지 않을 것이고 처치를 받을 수도 없을 것이다. 모든 일에 있어서 자신의 변화를 민감하게 감지할 수 있는 것이 건강 유지의 핵심이다.

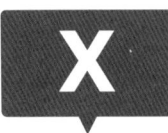
나이가 들면 눈꺼풀이 처지는 증상은 당연하다

한쪽 눈꺼풀만 단기간에 처졌다면 뇌동맥류를 의심한다

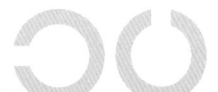

뇌동맥류의 징후일지도 모른다

노화로 인해 눈꺼풀 피부가 처지는 것은 문제가 되지 않는다. 그러나 눈을 뜨려고 해도 제대로 뜨지 못하는 느낌이 들거나 한쪽 눈꺼풀만 단기간에 처진다면 주의해야 한다.

이 경우 눈과 눈꺼풀을 움직이는 '안구 운동 신경'에 장애가 생겼을 가능성이 있다. 뇌동맥류의 영향으로 인한 증상일 수도 있기 때문에 빨리 뇌 검사를 받는 것이 좋다.

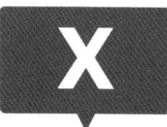

눈이 충혈되고, 가렵고,
따끔거리고, 시린 증상을
방치한다

눈이 건조하지 않더라도
우선 안구건조증을 의심한다

알레르기나 안구건조증, 결막염 등이 원인일 수 있다

충혈, 가려움, 가물거림, 건조함 같은 눈의 불편함은 꽃가루, 집 먼지 같은 알레르기나 안구건조증의 대표적인 증상이다. 그 외에도 결막염 등 다양한 원인이 있다.

'눈이 건조하지 않으면 안구건조증이 아니다'라는 생각이 들 수도 있지만, 안구건조증의 원인은 눈이 건조한 증상 외에도 매우 다양하다.

안구건조증 때문에 눈물이 자주 날 수도 있다

반대로 안구건조증 때문에 눈물이 자주 나는 경우도 적지 않다. 안구건조증은 눈물의 질이 좋지 않아 눈이 보호받지 못하고 작은 충격에도 눈 표면이 쉽게 손상되기 때문에, 눈을 보호하려는 생체 반응으로 눈물을 흘리게 되는 것이다. 하지만 그 눈물의 질이 좋지 않아 눈을 제대로 적시지 못한다.

이 유형의 안구건조증도 제법 흔하다. 특히 컴퓨터를 사용하는 사람의 경우 80%가 안구건조증이라는 결과가 있다. **설령 '눈이 건조한 느낌'이 없더라도 충혈 등의 불편함이 있거나 빛이 눈부시게 느껴지거나 눈물이 자주 난다면 안구건조증을 의심해야 한다.** 안과 의사의 지도하에 안약과 자가 관리법을 실천해 보자.

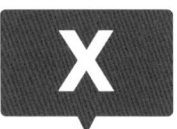

보고 싶은 곳이 잘 보이지 않고
왜곡되어 보이는 증상을 방치한다

안저 검사로 원인을 밝혀낸다

황반변성의 가능성이 있다

보고 싶은 곳이 잘 보이지 않거나 왜곡되어 보이는 증상이 있다. 이러한 증상은 책을 읽을 때 주변은 잘 보이지만 읽고 싶은 글자가 잘 보이지 않고 흔들리고 왜곡되어 보인다. 이는 사물의 색과 형태를 파악하는 중심와에 장애가 생기는 황반변성의 징후이다.

황반변성의 주된 원인은 노화지만, 흡연, 고지방, 저섬유질 식습관 등 건강에 해로운 생활 습관이 더해져 최근들어 환자가 급증하고 있다. 황반변성 외에도 황반원공, 황반출혈 등 황반 질환이나 시신경의 염증 때문에 발생할 수 있다. 역시 조기 발견이 가장 중요하다. 시력 검사, 안압 검사보다 더 중요한 것은 안저 검사다. 특히 40세가 넘으면 안과 정기검진에 반드시 안저 검사 옵션을 추가해야 한다.

☑ 눈 건강 자가 진단법

⊙⊙
내 눈의 '현재 위치'를 대략적으로 파악하기

눈의 질환은 본인이 증상을 자각하지 못하거나, 증상이 있더라도 가볍게 여기고 넘어가는 경우가 많다. 게다가 눈 질환은 충치와 마찬가지로 '가만히 놔두면 저절로 낫는 경우'는 거의 없다.

눈의 질환은 조기 발견, 조기 치료가 가장 중요하며, 안과 의사로서 꼭 단골 안과를 설정해서 정기적인 검진을 받는 것을 추천한다. **병이 조금씩 진행되기 때문에 변화를 알아차리기 어렵고 증상을 자각하지 못하는 경우도 많기 때문에, 특별한 이상을 느끼지 못하더라도 '1~2년에 한 번씩 검진'을 꼭 받아보길 바란다.**

이 책을 읽다 보면 눈 건강에 대한 인식이 높아져서 '내 눈은 괜찮을까'라는 불안감이 생길 수도 있다. 그래서 몇 가지 눈 건강 자가 진단법을 소개하고자 한다.

물론 정확한 진단을 내리고 대처법을 선택하는 것은 안과 의사의 역할이다. 지금부터 소개할 눈 건강 자가 진단법은 자신의 현재 눈 건강 상태를 파악할 수 있는 기준으로 삼길 바란다. 자가 진단을 통해 눈 건강에 대한 의식이 높아져 안과를 찾는 계기가 되었으면 하는 바람이다.

① 근시·노안 자가 진단(근거리 시력 검사)

[진단 방법]

30㎝ 거리에서 란돌트 고리(굵은 원형의 일부가 잘린 고리)가 그려진 시력 검사표(도표 1)를 한 눈씩 번갈아가면서 보자. 어느 크기까지 볼 수 있는가?

[자가 진단]

근거리 시력은 1.0이 나와야만 하는 것은 아니다. 원거리 시력이 1.0이 나오면 근거리 시력은 노안의 지표가 된다. 근거리 시력이 0.4 이하로 떨어졌다면 주의가 필요하다.

② 안구건조증 자가 진단

[진단 방법]

눈 깜빡임을 10초 이상 참을 수 있는가?

[자가 진단]

눈 깜빡임을 10초 이상 참을 수 없다면 안구건조증일 가능성이 높다.

[도표 1] 근거리 시력 검사

0.1	◯	C	◯
0.2	C	◯	◯
0.3	◯	◯	c
0.4	◯	c	◯
0.5	c	◯	◯
0.6	◯	◯	c
0.7	c	◯	◯
0.8	◯	c	◯
0.9	◯	◯	◯
1.0	◯	◯	◯

③ 백내장 자가 진단

[진단 방법]

아래 도표의 글자를 읽어보자.

[자가 진단]

희미한 글자를 읽을 수 없다면 백내장이 의심된다.

[도표 2] 백내장 자가 진단

> 디지털 기기 사용 시
>
> 1시간마다 20초 동안 6m 이상의 먼 곳을 바라보자.
>
> 책을 읽을 때는 눈에서 30cm 이상 떨어져서 읽는다.
>
> 눈이 피곤할 때는 눈을 따뜻하게 한다.
>
> 눈썹 사이와 눈 주위를 마사지하는 것도 도움이 된다.
>
> 단, 안구를 직접 마사지하는 것은 피해야 한다.

④ 녹내장 자가 진단

[진단 방법]

먼저 왼쪽 눈을 감고 오른쪽 눈으로 '+'를 본다.

'+'를 보면서 그림을 앞뒤로 움직이면 ★ 모양이 사라지는 위치(맹점)가 있으므로 그곳에 고정한다.

이때 위아래의 ○ 모양이 어떻게 보이는지 확인한다.

오른쪽 눈이 끝나면 그림을 거꾸로 뒤집어 같은 방법으로 오른쪽 눈을 감고 왼쪽 눈으로 확인한다.

[자가 진단]

○ 모양의 위아래가 다르게 보이거나 잘 보이지 않는다면 녹내장이 의심된다.

[도표 3] 녹내장 체크 용지

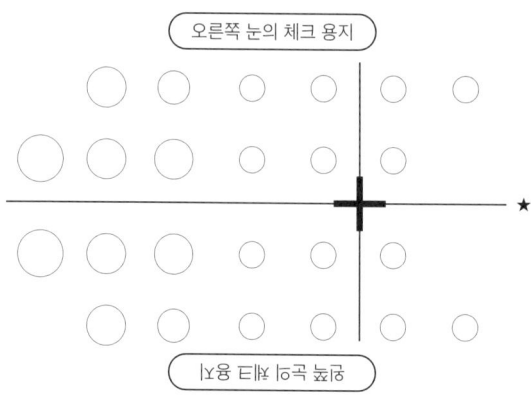

⑤ 녹내장·황반변성 자가 진단(암슬러 차트)

[진단 방법]

왼쪽 그림을 눈에서 30㎝ 정도 떨어져서 본다(근거리에서 볼 때 사용하는 안경이나 콘택트렌즈를 착용하고 체크한다).

한쪽 눈을 가리고 반대쪽 눈으로 표의 중앙에 있는 흰색 점을 바라본다. 그 상태에서 격자가 보이는 양상에 이상한 점이 없는지 확인한다.

그림에서 눈을 떼고 잠시 눈을 쉬게 한 후 반대쪽 눈도 동일한 방법으로 확인한다.

[도표 4] 암슬러 차트

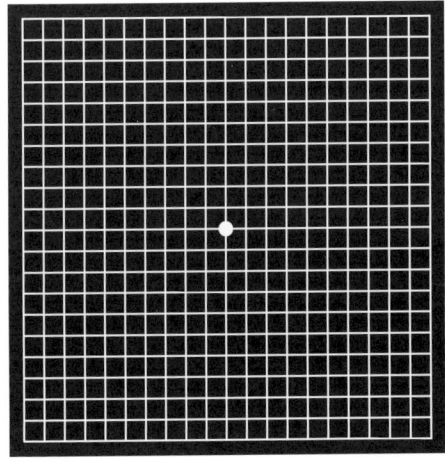

격자가 보이는 양상의 예시

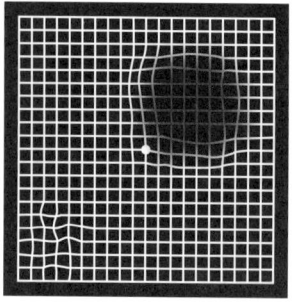 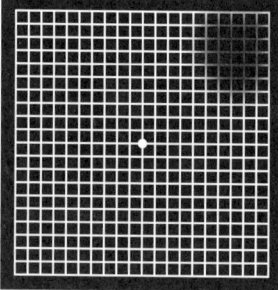

[자가 진단]

- 표의 네 모서리가 빠져 보인다.
- 격자의 직선이 일그러지거나 물결 모양으로 보인다.
- 선이 사라진 부분(암점)이 있다.

위 증상들이 나타나면 녹내장·황반변성이 의심된다.

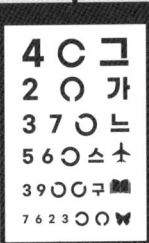

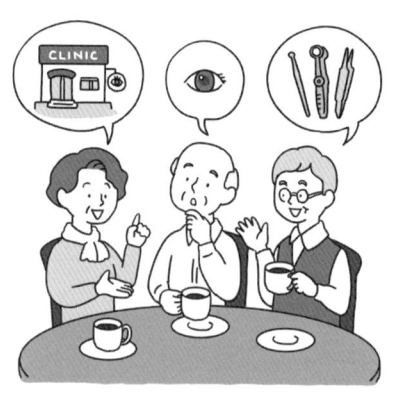

4장

모르면 위험한 안과 선택 기준

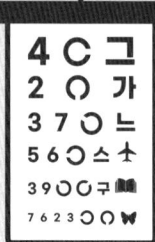

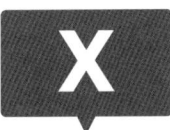
안과 주치의가 없다

만나기 편하고 궁합이 잘 맞는 의사를 찾는다

안과 의사와의 동반 관계가 눈의 건강 상태를 결정한다

여러분은 안과 주치의가 있는가? 내과나 치과에는 주치의가 있지만, 안과에는 주치의가 없는 사람이 많을 것이다. 오히려 마지막으로 안과에 갔던 때가 언제였는지 기억이 나지 않을지도 모른다. 현재 일회용 콘택트렌즈는 인터넷으로도 많이 판매되고 있다(일본은 콘택트렌즈의 온라인 판매가 가능하나, 한국은 온라인 판매를 허용하지 않음―옮긴이). 안경을 만들 때도 안경점에서 마음에 드는 안경테를 구입한 후 시력 검사를 하고 당일에 완성하는 경우가 많아졌다.

예전에는 안경을 만들거나 콘택트렌즈를 구입하려면 먼저 안과에 가서 처방전을 받아야 했지만, 지금은 그런 '안과에 갈 이유'조차도 급격하게 줄어들고 있다. 그러나 이는 단순히 일반인들 사이에서 '안과에 가야 할 필요성'이 희미해졌을 뿐, 그 필요성 자체가 없어진 것은 아니다. 원래는 지금도 안과에서 처방을 받아야 한다.

눈은 안과 의사의 정기적인 검진이 필수다. 나이가 들면서 누구에게나 반드시 이상이 생기는 것이 눈이라는 장기이다. 오히려 지금까지 언급했던 것처럼 젊은 나이에도 안구 질환에 걸릴 수 있다. 관리를 소홀히 한 만큼 나중에 고생하는 것은 바로 본인이다. 그럼에도 불구하고 작은 불편함이나 질환의 징후를 방치하거나 자각하지 못하는 사람들이 너무 많다는 생각이 든다.

심각한 장애가 생기고 난 후에 안과를 찾는 것보다 오랫동안 정기적으로 진료를 받아 온 의사와 상담할 수 있다면 훨씬 더 든든할 것이다. 의사 입장에서도 환자의 경과를 지켜보는 것이 정확한 진단을 내리는 데 도움이 된다. **이처럼 의사와의 꾸준한 관리를 통해 눈의 건강을 최대한 유지한다면, 결국 높은 삶의 질을 유지하는 것으로 이어진다.** 이는 안과 의사로서 다시 한번 강조하고 싶은 부분이다.

따라서 마지막인 이번 장에서는 눈의 건강도를 크게 좌우한다고 해도 과언이 아닌 '안과 의사 선택과 동반 관계를 맺는 법'에 대해 설명하고자 한다.

1~2년에 한 번은 안과 검진을 받는다

눈이 계속 아프거나 안구 질환이 생겨 특별히 자주 병원에 가야 하는 상황이 아니라면 40세가 넘으면 1~2년에 한 번, 70세가 넘으면 1년에 한 번은 검진을 받는 것이 좋다.

40대가 넘으면 노안, 황반변성, 녹내장의 가능성이 높아진다. 70세 이상의 약 80%는 백내장이 발병한다는 데이터도 있다. 노화 현상이라고 생각하며 포기하지 말고 가능한 눈을 건강하게 유지하기 위해서는 정기적인 검진이 필수적이다. 특히 근시가 있는 사람은 안저 카메라 검사가 검진의 핵심이다.

회사에서 하는 정기 건강검진에서 안과 항목에 안저 카메라 검사가 포함되어 있다면 그것만으로도 충분하다. 안저 카메라 검사가 옵션으로 되어 있다면 망설이지 말고 선택하도록 하자. 정기검진에 안저 카메라 검사가 포함되어 있지 않다면 자발적으로 안과에서 해당 검사를 받는 것이 좋다.

특별한 이상이 없으면 병원에 가지 않아도 된다고 생각할지도 모르지만, 그렇지 않다. '눈 건강검진을 받고, 안저 카메라 검사를 하려고 한다'는 요청으로 눈 건강을 지킬 수 있다.

'안과 의사'와 '안과 전문의'는 큰 차이

병원을 선택할 때 중요한 세 가지 포인트가 있다. 첫 번째는 '안과 의사'가 아닌 '안과 전문의'가 있는 병원을 선택해야 한다. '안과 의사'는 의사 면허만 있으면 누구나 이름을 올릴 수 있다. 단언할 수는 없지만, 이 경우는 안과 임상 경험이 극히 적을 수 있다. 반면 '안과 전문의'는 안과 학회에서 발급한 면허를 가진, 말 그대로 '안과 전문의'이다.

주치의는 앞으로 오랫동안 함께 할 의사이며, 무슨 일이 생기면 가장 먼저 달려가는 곳이다. 그렇다면 안과만을 전문적으로 연구하고 안과 환자만을 진료해 온 의사가 더 안심할 수 있다는 사실은 두말할 나위가 없다.

유명한 병원보다 가기 편한 병원에 있는 안과 의사를 주치의로 삼아야 한다

두 번째로 중요한 포인트는 '가기 편한 병원'을 선택하는 것이다. 회사에서 가까운 병원, 집에서 가까운 병원, 휴일 진료를 하는 병원, 밤늦게까지 진료하는 병원, 자주 가는 쇼핑몰에 입점해 있는 병원 등 자신의 편의에 맞는 병원을 선택해야 한다.

의사의 실력이라고 생각했던 사람에게는 다소 의외의 이야기일 수도 있다. 하지만 아무리 실력이 좋기로 소문난 의사를 찾았다고 해도 내가 가기 힘든 곳에 있다면, 어쩔 수 없이 발걸음을 돌릴 수밖에 없다. 배보다 배꼽이 큰 상황이 되어버릴 수도 있다. 수술로 정평이 나 있는 곳이라도 병원 측에서 검진만으로는 진료를 받지 않거나 진료의뢰서가 필요한 경우가 있다.

다음 항목에서도 언급하겠지만 '수술 실적'이나 '수술 평판'이 중요해지는 시점은 실제로 수술이 필요한 질환이 생긴 후이다. 그 전까지는 '정기적으로 안과에 가는 것', '안과를 멀리하지 않는 것'이 눈 건강 유지를 위해 가장 중요하다.

'실력 없는 의사에게 소중한 내 눈을 맡기고 싶지 않다'는 생각이 들 수도 있다. 오해하지 않도록 설명을 덧붙이자면, 지금은 검사 장비가 발전한 덕분에 검진에서는 의사의 실력 차이가 크게 나타나지 않는다. 오히려 실력보다 더 중요하게 생각해야 할 것은 '의사와의 궁합'이다. 이것이 안과 선택의 세 번째 중요한 포인트이다.

'위압감이 있어 솔직히 말하기 어렵다', '대화가 통하지 않는다', '제대로 마주하고 있다는 느낌이 들지 않는다', '왠지 궁합이 안 맞는 것 같다' 등 감정적인 부분에서 문제가 없어야 하는 것도 꾸준히 다니기 위해서는 중요한 부분이다. 정리하자면, **안과 선택의 요령은 '가기 편한 곳에 있고, 나와 궁합이 맞는 안과 전문의를 선택하는 것'이라고 할 수 있다.**

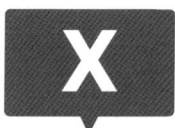

안과 수술은 큰 병원에서 진행한다

입소문이나 제3자의 평가가 좋은 의사에게 수술을 받는다

지역에서 평판이 좋은 의사는 실력이 좋다

정기검진을 받거나 몸이 안 좋다고 느낄 때 가장 먼저 찾아야 되는 병원은 '다니기 편하고 나와 궁합이 잘 맞는 안과 전문의'가 있는 병원이다. 그러나 녹내장이나 백내장 수술을 받아야 하는 상황이라면 이야기가 달라진다. 내과의 경우 병의 진단과 약물 치료는 내과 의사가 하고, 수술이 필요하면 외과로 넘어가는 방식으로 역할이 나뉘어져 있다. 하지만 안과에는 이러한 역할 분담이 존재하지 않는다.

나뉘어져 있지 않다고 해서 안과 수술이 쉬운 것은 아니다. 의사의 수술법에 따라 결과가 크게 달라지는 어려운 수술도 많이 있다. 세계에서 가장 많이 시행되는 수술은 50세 이상의 절반, 70세 이상의 80%가 앓고 있는 백내장 수술인데, 수술 결과는 의사의 실력에 따라 천차만별이다. 주치의인 안과 의사와 수술을 진행하는 안과 의사는 별개라고 생각해야 한다.

주치의로서 안과 의사를 선택하는 포인트는 앞에서 언급한 바와 같다. 그렇다면 수술을 맡길 안과 의사는 어떻게 선택해야 할까? **가장 도움이 되는 것은 현지의 입소문이다. 지역에서 평판이 좋은 의사는 실력이 좋다고 볼 수 있다.**

동네 소문 따위는 귀에 들어오지 않을 것 같지만, 그것은 아마도 아직 백내장에 걸릴 나이가 되지 않았기 때문일지도 모른다. 나이가 들고 당사자가 되어 의식이 높아질수록 자연스럽게 지역 소문에 귀를 기울이게 된다. 비슷한 나이대의 사람들 중에도 수술을 받았거나 고려하고 있는 사람들이 하나둘씩 늘어나면서 정보 공유가 이루어진다.

난이도가 높은 수술의 실적을 보고, 환자 모임에서 정보를 수집한다

백내장에 한해서 '망막 유리체 수술'의 실적 유무도 하나의 기준이 될 수 있다. 망막 유리체 수술은 혹시라도 백내장 수술 후 문제가 생겼을 때 추가로 필요한 수술이다.

물론 백내장 수술만 하는 의사들 중에도 실력이 좋은 의사들이 많지만, 참고할 만한 정보가 적기 때문에 수술 실적은 하나의 지표가 된다. 백내장에는 보험진료 수술과 비급여 수술이 있다. 차이점은 사용하는 렌즈의 차이인데, 누구에게나 비싼 렌즈가 좋은 것은 아니다.

렌즈의 특성을 이해하고 의사와 잘 상의한 후 자신의 필요에 따라 선택하는 것이 중요하다. 따라서 '환자가 어떻게 하고 싶은지'를 제대로 묻지 않고 무분별하게 수술을 권유하는 안과 의사는 신뢰하기 어렵다. 녹내장의 경우 녹내장 환자들의 커뮤니티가 있어, 해당 커뮤니티에서 정보를 수집할 수 있다.

녹내장은 백내장보다 수술 건수가 적다. 즉, 녹내장 수술 실적을 쌓은 의사도 환자도 상대적으로 적기 때문에 백내장과 달리 정보원이 제한적이다. 그래서 실력 있는 의사를 찾기가 쉽지 않다. 녹내장 환자들의 커뮤니티에서는 같은 병을 앓고 있는 사람들이 모여 정보를 공유하고 있기 때문에 효율적으로 유용한 정보를 얻을 수 있다.

의사를 찾는다고 하면 인터넷으로 정보를 수집하는 사람이 많을 것이다. 하지만 필자는 그다지 추천하고 싶지 않다. 인터넷을 통한 정보 수집은 안과 사이트를 보는 것과 의료계 입소문 정보 사이트를 보는 것, 이 두 가지가 있다.

안과 사이트에 수술 실시 건수가 나와 있으면 일단은 참고할 수 있다. 하지만 비교를 원한다면 **제3자가 발표한 수술 건수 표 등을 보는 것이 좋다.** 직접 표기한 건수보다는 더 신뢰할 수 있기 때문이다. 홈페이지에서 '우리 병원은 대단하다'고 과장된 홍보를 하는 경우, 의사 입장에서는 왜 그렇게까지 스스로를 내세우는지 조금 불안해진다.

환자들은 대부분 고령층이다. 반면, 입소문 사이트에 글을 쓰는 사람은 젊은 사람이 대다수이고(물론 고령자도 있지만), 실제 환자층과는 거리가 먼 경우가 많다. 다른 의사들에게 굉장히 능력이 뛰어나다고 평판이 좋은 의사라도, 평가가 낮거나 그 반대의 경우도 종종 존재한다.

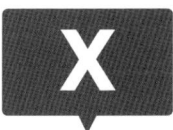 수술은 모두 안과 의사에게 맡긴다

 자신의 요구를 정확히 파악하고 의사와 충분히 상담한다

백내장 수술은 목적에 따라 삽입할 렌즈를 선택해야 한다

내 눈의 미래는 의사와의 만남에 달려 있다. 일단 실력 있는 안과 의사를 찾으면 나머지는 맡기면 된다. 이것으로 충분하다면 더 이상 스스로 생각할 필요가 없으니 편하겠지만, 사실 이런 생각은 후회할 가능성이 높다.

실제로 흥미로운 연구 결과가 있다. 녹내장 치료는 사전에 지식을 얻지 못한 그룹보다 지식을 얻은 그룹이 더 높은 치료 효과를 보였다. 지식을 습득하는 환자 자신의 주체성이 치료 효과에 영향을 미친다는 것이다.

무엇보다 고려해야 할 점은 안과 수술은 '성공과 실패'를 일률적으로 말할 수 없다는 점이다. 예를 들어, 암 수술은 누가 환자든 병소를 제거하면 성공이다. 그러나 안과 수술은 그렇게 간단하지 않다. 특히 백내장 수술이 그렇다.

백내장 수술은 간단히 설명하면, 오염된 수정체를 깨끗한 인공수정체로 교체하는 수술이다. 이 수술 자체의 난이도는 그리 높지 않다. 다만 새로 삽입하는 렌즈는 몇 가지 선택지가 있고, 렌즈에 따라 수술 후 보이는 모습이 달라진다. 단순히 렌즈의 성능이나 품질의 좋고 나쁨이 아니라 환자의 목적에 따라 선택해야 한다.

보험 진료의 경우 '먼 거리가 보이는 렌즈', '중간 거리가 보이는 렌즈', '가까운 거리가 보이는 렌즈' 등 목적에 따라 선택할 수 있다. 모두 약 35만 원 정도이다. 보험 적용 렌즈는 보이는 거리를 하나만 선택해야 하기 때문에 수술 후에는 안경이 필요하다. '원거리'를 선택하면 '근거리~중간거리'는 안경 착용, '중거리'를 선택하면 '원거리~근거리'는 안경 착용, '근거리'를 선택하면 '중거리~원거리'는 안경 착용을 해야 한다.

예를 들어, 평소 먼 곳을 자주 보는데 가까운 곳을 볼 수 있는 렌즈를 삽입했다고 치자. 그 환자는 수술 후 먼 곳을 보기 위해 계속 안경을 써야 하는 상황이 발생하게 된다.

이 외에 자유 진료나 선택 진료라고 해서 별도의 비용이 드는 렌즈가 있는데, 이는 노안수술용 인공수정체를 말한다. 이 렌즈의 가격은 500만 원~1,200만 원으로 천차만별인데, 원거리, 중거리, 근거리 모두 볼 수 있기 때문에 안경이 필요하지 않다.

단, 고가의 렌즈는 모든 거리를 볼 수 있는 대신 보험 적용 렌즈에 비해 선명도가 떨어진다. 검사 시력이 1.0까지 올라간다고 해도 선명하게 잘 보이지는 않는다. 운전 중 맞은편에서 오는 차의 불빛이 지나치게 눈부시게 보이는 등 빛에 과민하게 반응하는 경우도 있다.

원하는 결과를 얻기 위해서는 남에게 맡기면 안 된다

35만 원짜리 렌즈와 1,200만 원짜리 렌즈를 나란히 놓으면 1,200만 원짜리 렌즈가 더 좋은 제품이라고 생각하기 마련이다. 도저히 감당할 수 없는 금액이라면 선택의 여지가 없겠지만, 고가의 렌즈를 선택하는 사람들도 꽤 많다.

고가의 렌즈에는 앞서 언급한 것과 같은 특징이 있다. 사전 지식이나 정보 없이 의사의 권유에 따라 '비싼 렌즈가 당연히 좋겠지'라는 생각으로 고가의 렌즈를 선택하면 어떻게 될까? 선명하게 잘 보일 줄 알았는데 그렇지 않다는 불만이 남을 수 있다. 이렇게 '내가 진짜 보고 싶었던 것'과의 불일치는 '렌즈 교체'라는 수술 자체는 성공적이었음에도 불구하고 환자가 수술이 실패했다고 느끼는 주된 원인이 된다.

백내장 수술에서 '만족'이라는 성공을 거두기 위해서는 사전 '목표'의 조율이 필수적이다. 즉, '내가 어떻게 보고 싶은지'에 대한 요구를 스스로 잘 파악하여 담당 의사에게 의견을 명확하게 전달하고 렌즈를 선택해야 한다. '안과 의사에게 맡기면 된다'는 생각을 가지면 안 된다.

목표를 조율한다고 해서 100% 원하는 결과를 얻을 수 있는 것은 아니다. 렌즈와의 궁합은 환자마다 개인차가 있기 때문에 약간의 오차가 발생할 수 있다는 점도 고려해야 한다.

녹내장 수술은 '미래의 실명 예방'을 위한 것

녹내장 수술은 '볼 수 있게 해주는 수술'이 아니다. 상당히 진행된 후에 시행하는 중증 수술은 오히려 수술 후 시력이 수술 전보다 떨어질 수 있다. 일반적이라고 할 수는 없지만, 0.6이었던 시력이 수술로 인해 0.1까지 떨어질 수도 있다.

그렇다면 무엇을 위해 수술을 할까? 바로 '미래에 더 잘 보이지 않게 되는 것', 더 나아가 '실명'을 예방하기 위함이다. 수술이라고 하면 '치료의 의미', 즉 '지금 가지고 있는 문제를 해결하는 방법'이라는 이미지가 강하지만, 안과의 경우 반드시 그렇지는 않다.

녹내장 수술은 '볼 수 있게 되는 것'이 성공이 아니라 '향후 실명 위험이 낮아지는 것'이 성공이다. 그 성공의 대가로 이전보다 시력이 떨어질 수 있다는 점을 받아들여야 한다. 수술 후 '이럴 줄 알았다'고 생각하는 상황을 피하기 위해서는 환자도 수술의 목적과 특성, 위험성 등을 충분히 이해한 후 수술을 받는 주체적인 자세가 필요하다.

담당 의사에게만 맡기지 말고 어느 정도 스스로 지식과 정보를 수집하고 의사와 충분히 대화하는 것은 매우 중요하다. 물론 의사의 설명에 불안감을 느낀다면 다른 의사에게 2차 소견을 요청하는 것도 한 방법이다. 현재 담당 의사에게 2차 소견을 요청하고 싶다는 의견을 전달하고 필요한 정보를 제공받도록 하자.

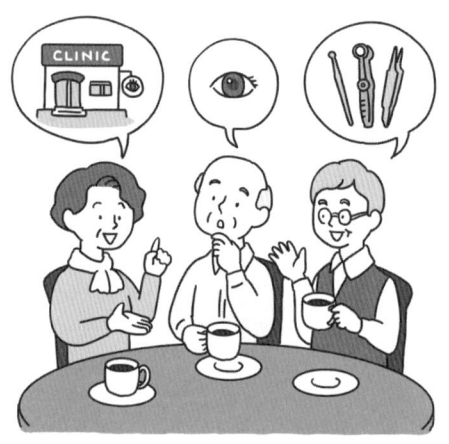

다른 의사의 의견도 듣고 싶다고 말하는 것은 용기가 필요한 일이라고 생각한다. 불안감을 느낄지도 모른다. 그러나 이 말을 했을 때 그 자리에서 화를 내고 고압적인 태도를 취하거나, 진료의뢰서를 발급해주지 않는 의사는 신뢰할 수 없다. 차라리 망설이지 말고 빨리 다른 의사를 찾는 것이 정답이다.

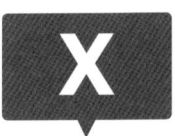
개인의 판단에 따라 제네릭 안약을 사용한다

제네릭 안약을 사용했다면 의사에게 알린다

안약은 0.1%인 유효성분 '이외'의 성분이 중요하다

의사가 발행한 처방전을 약국에 가져가면 '제네릭 의약품이 있는 것은 제네릭으로 할 것인가'를 확인한다. 제네릭 의약품은 신약(오리지널 의약품)의 특허가 만료됨에 따라 개발사 이외의 제약사가 제조, 판매하는 의약품을 말한다. 신약과 동일한 유효성분을 사용하고 품질, 효능, 안전성 등 모든 면에서 신약과 동등하거나 제품에 따라서는 신약보다 복용하기 쉽도록 개선된 것이 제네릭 의약품의 특징인데, 신약보다 훨씬 저렴하다.

그래서 같은 유효성분으로 더 저렴하다면 제네릭 의약품을 선택하기도 한다. 그러나 안약은 주의가 필요하다. 신약과 제네릭 의약품은 유효성분에 차이가 없다. 이 점은 물론 안약도 마찬가지이다. 다만 안약의 경우, 문제가 되는 것은 '유효성분 이외의 성분'이다.

안약에 포함된 유효성분은 사실 0.1% 정도이다. 예를 들어 알레르기성 결막염에 처방되는 '히아레인 점안액 0.1%'라는 안약이 있는데, 제품명에 있는 '0.1%'는 '유효성분인 히아레인이 0.1% 포함되어 있다'는 의미이다.

이 외의 99.9%는 '완충제'나 '방부제' 등 유효성분이 아닌 여러 가지 성분이다. 완충제는 약의 밸런스를 맞춰주는 역할을 하는데, pH라는 성분을 조절해 준다. 방부제는 약이 썩지 않도록 하는 역할을 한다. 제네릭 의약품의 요건은 '신약과 동일한 유효성분을 사용해야 한다'는 것이기 때문에 신약과 다른 완충제를 사용하는 제네릭 안약이 더 일반적이다. 그런데 완충제 배합에 따라 0.1%의 유효성분이 다르게 작용하는 경우가 있다.

제네릭 안약이 효과가 없다는 것은 아니다. 하지만 유효성분이 같다고 해서 효능이 같다고 할 수는 없다. 오히려 제네릭 안약이 더 효과적일 수도 있다. 앞으로 눈이 아파서 안과를 찾아 안약을 처방받을 때는 이 점을 꼭 기억하길 바란다.

의사와의 정보 공유는 눈 건강에 직결된다

의사는 환자가 약국에서 신약을 구입했는지, 제네릭 의약품을 구입했는지 환자가 직접 말하지 않으면 알 수 없다. 예를 들어, 안약을 처방한 후 원하는 치료 효과가 나타나지 않는다면 의사는 다른 원인이나 질환의 가능성을 고려하게 된다. 그리고 다른 진단에 따라 치료 방침을 재검토하고 처방 내용도 바꿀 것이다. 하지만 치료 효과가 잘 나타나지 않은 것은 다른 원인이나 다른 질환이 있어서가 아니라 단순히 환자가 신약이 아닌 제네릭 안약을 사용했기 때문일 수도 있다.

이렇게 '제네릭 안약을 사용했다'는 정보가 공유되지 않으면 처음 진단이 맞았음에도 불구하고 다른 진단과 치료법으로 넘어갈 수 있다. 어떤 의사는 모든 가능성을 염두에 두고 환자에게 약국에서 어떤 약을 샀는지 물어보기도 한다. 그러나 대부분의 의사는 그렇게까지 생각하지 못하는 경우가 많다.

물론 약에도 궁합이 있기 때문에 우연히 제네릭 안약을 선택해서 원하는 치료 효과를 얻을 수도 있다. 이 경우에도 제네릭 안약을 사용했다는 사실을 의사에게 꼭 알려야 한다. 이렇게 쌓인 기록은 그대로 '나와 약의 궁합에 대한 기록'이 되어 언젠가 도움이 된다.

안약은 내복약과 달리 '1회 분량'이 사람마다 다르다. 내복약을 정해진 양의 2배를 복용하는 사람은 없지만(그렇게 하면 위험하다), 안약은 한 번에 한 방울만 넣는 사람도 있고, 두세 방울을 넣는 사람도 있다. 그러면 안약이 줄어드는 속도는 단순 계산으로도 2배, 3배가 된다.

의사는 한 번에 두세 방울씩 넣는 사람에게 한 방울만 넣는 사람보다 2~3배 정도 더 많은 양을 처방해야 한다. 따라서 다음 진료 전까지 안약이 다 떨어지지 않도록 '안약 잔량'도 함께 의사에게 알려주는 것이 좋다.

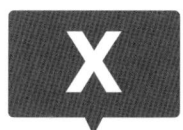

일본의 안과는 다른 나라에 비해 열악하다

나라마다 안과 실정이 다르므로 일본 안과와 다른 관점으로 바라보는 시각이 필요하다

* 해당 챕터는 일본 안과 기준이므로 국내 안과 실정과 다소 상이할 수 있습니다.

다양한 세계를 하나로 묶어 이야기할 수 없다

어떤 안과 의사는 다른 나라를 예로 들며 '일본의 안과는 열등하다'고 강조한다. 이렇게 주장하는 안과 의사가 있는 것은 사실이지만, 그런 부분도 있고 그렇지 않은 부분도 있다. 뒤떨어지거나 뛰어나다고 단정 지을 만큼 세상은 단순하지 않다. 필자는 영어를 잘 못하지만, 각국에서 환자들이 찾아온다.

필자에게 현지의 진료의뢰서를 가지고 오는 환자도 많다. 해외에서 온 환자들의 이야기를 들어보면 정말 천차만별이다. 어디까지나 필자가 겪은 환자들에 대한 경험으로 말하자면, 캐나다나 미국 같은 경우는 세밀한 진료가 잘 안 돼서 고생하는 환자들이 많은 반면, 일부 병원에서는 놀라울 정도로 치료가 잘 되는 경우가 있다. 아시아는 매우 편차가 크다고 느낀다. 그렇다고 모두 안 좋은가 하면, 의외로 '일본 의료기관보다 훨씬 잘하는 의사'도 일부 있다고 느낀다.

유럽의 독일 의사들은 꽤 꼼꼼하게 검사한다고 생각한다. 다른 나라는 진료 기간이 좀 길고, 진료가 부족하다는 인상을 받았다. 영국은 진료 자체가 어려워서 치료를 못 받는다는 환자가 여러 명 있었다. 이렇게 보면 '세계'란 무엇을 뜻하는 걸까? 안과 의료계는 분야가 세분화되어 있다. 예를 들어 녹내장 치료는 이 나라가 잘하고, 백내장 치료는 저 나라가 잘하는 등 나라마다 잘하는 분야가 다르다. 또한 '세계의 안과는 일본보다 우수하다'고 해도 '우수하다'의 관점이 평균치인지 최고치인지에 따라 크게 달라진다.

미국의 안과는 최고치를 보면 세계 최고 수준이지만 평균치는 세계 최저 수준이다. 미국은 일본처럼 전 국민 의료보험이 아니다. 고액의 의료비를 지불할 수 있는 일부 부유층은 '한 사람 한 사람에게 세심하게 설명해 주는 초일류 의사'와 '최신 의료기기를 갖춘 유명한 병원'에서 세계 최고 수준의 의료를 받고 있다.

반면에 질환에 필요한 최소한의 약과 검사로 치료를 받고 있는 환자들도 있다. 약값 때문에 다른 곳에서 약을 사서 먹는 환자도 있었다. 그런 병원들이 모두 열악하다고는 할 수 없지만, 일류라고 하기는 어려울 것이다. 그래서 최고치로 보면 세계 최고 수준이지만, 평균치로 보면 세계 최저 수준인 셈이다. 원래 경제 격차가 큰 미국에는 의료에도 비슷한 격차가 있다.

이 외에도 나라마다 녹내장이나 백내장 수술에 사용되는 주요 수술법이 다르고, 사용되는 장비도 다르기 때문에 단순히 '세계'로 묶어서 일본과 비교하는 것은 무리가 있다.

세계를 신경 쓰면서 지나치게 걱정하지 말 것

다만, 해외의 실태를 알고 일본 안과와 다른 관점으로 바라보는 것은 중요하다. 그리고 실제로 해외에 가 본 경험이 있는 의사를 더 신뢰할 수 있는 것은 확실하다. 일본 의사 중에는 '녹내장 전문의가 되고 싶다', '백내장 전문의가 되고 싶다'는 뚜렷한 목적의식을 가지고 그 분야에서 앞서가는 해외 대학에서 몇 년 동안 유학하여 지식과 기술을 습득한 의사들이 있다. 그 경력을 의사 선택의 하나의 기준으로 삼는 것은 가능하다고 생각한다. 그러나 이런 의사들이나 열심히 하는 의사들은 유학이나 해외에서의 경험을 드러내지 않는 경우가 많다. 그 이유는 많이 경험할수록 더 뛰어난 사람이 많다는 사실을 알게 되기 때문이다. 대개 뛰어난 의사일수록 홈페이지에서는 잘 홍보하지 않고, 경력이 간단하게 적혀 있다.

필자가 보기에도 굉장히 수술을 잘하고, 매우 대단하다고 생각되는 의사들이 많이 있다. 이런 의사들은 본인들의 실적을 잘 드러내지 않기 때문에 그 부분이 어려운 점이라고 생각한다. 중요한 것은 '일본 안과는 질이 떨어진다'는 말에 현혹되지 말고, 입소문이나 제3자의 평가에 따라 자신의 의지로 결정해야 한다는 점이다. 눈의 건강을 지키는 것은 자기 자신이다. 여러분들이 이 책을 참고하여 눈에 대한 올바른 지식을 습득하고 더 나은 삶을 영위할 수 있기를 바란다.

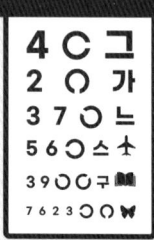

안과 의사가 경고하는 눈 건강에 치명적인 습관 39가지
시력 저하, 녹내장, 백내장, 노안까지 예방하는 방법

발행일 1판 1쇄 2024년 09월 10일

지은이 히라마쓰 루이(平松 類)
옮긴이 황성혁
발행인 채희만
출판팀 임민정, 강미연 | **마케팅팀** 한석범, 성희령 | **경영관리팀** 이승희
발행처 INFINITYBOOKS | **브랜드** 인라우드
주　소 경기도 고양시 일산동구 하늘마을로 158, 대방트리플라온 C동 209호
대표전화 02)302-8441 | **팩스** 02)6085-0777

도서문의 및 A/S 지원
홈페이지 www.infinitybooks.co.kr | **이메일** helloworld@infinitybooks.co.kr
ISBN 979-11-92373-37-9 | **등록번호** 제2021-000018호 | **판매정가** 18,000원

· 인라우드는 인피니티북스(주)의 브랜드입니다.
· 파본은 구입처에서 교환하여 드립니다.